教育部职业教育与成人教育司推荐教材
技能型紧缺人才培养培训实训教材

教育部全国护理技能大赛指定用书

护理实训教材·五官科护理分册

（第三版）

耿莉华　宋雁宾　韩　杰　主编

科学出版社
北京

内 容 简 介

本书为教育部职业教育与成人教育司推荐教材、技能型紧缺人才培养培训实训教材之一。为响应教育部"技能型紧缺人才培养培训工程"的号召,编写中注重基础理论、基本知识、基本技能的训练,对学生进行临床见习及实习理论知识强化和技能训练,适应护士执业资格考试中强调的技能导向。

本书内容主要分两部分:第1部分是技术操作流程,共包括37项护理操作。其中眼科包括结膜囊内局部用药、泪道冲洗、眼压测量法等16项护理操作;耳鼻咽喉科包括外耳道滴药、鼻腔冲洗、鼻部备皮法、颈部负压吸引和气管切开术的护理等14项技术操作;口腔科包括四手操作法、牙体龋病治疗术的护理配合等7项护理操作。操作流程打破了传统护理操作步骤的叙述方法,运用程序化方式描述,并配有93张图,其步骤清晰、简明易懂。第2部分为复习题解与练习,包括150道基础复习题及题解,并附有3套强化练习题。

本书为全国三级甲等医院资深护理专家理论教学和实践经验的总结,可满足临床见习、实习护士生和低年资护士提高岗位适应能力、尽早胜任护理岗位之需,还可帮助提高临床护理人员和相关从业人员的护士执业考试应考能力。

图书在版编目(CIP)数据

护理实训教材·五官科护理分册/耿莉华,宋雁宾,韩杰主编.—3版.—北京:科学出版社,2011.3

教育部职业教育与成人教育司推荐教材·技能型紧缺人才培养培训实训教材

ISBN 978-7-03-030340-0

Ⅰ.护… Ⅱ.①耿… ②宋… ③韩… Ⅲ.五官科学:护理学-高等学校:技术学校-教材 Ⅳ.R47

中国版本图书馆CIP数据核字(2011)第026291号

责任编辑:邱 波 吴茵杰/责任校对:包志虹

责任印制:刘士平/封面设计:范璧合

科学出版社出版

北京东黄城根北街16号

邮政编码:100717

http://www.sciencep.com

骏杰印刷厂印刷

科学出版社发行 各地新华书店经销

*

2007年10月第 一 版 开本:787×1092 1/16

2011年3月第 三 版 印张:8

2011年3月第三次印刷 字数:172 000

印数:40 001—60 000

定价:15.00元

(如有印装质量问题,我社负责调换)

护理实训教材·五官科护理分册

（第三版）

顾　问　刘　杰　盛志勇

插　图　蒋桂荣

主　编　耿莉华　宋雁宾　韩　杰

副主编　杜晓霞　常唐喜　李一杰

编　委　（按姓氏汉语拼音排序）

常唐喜　杜晓霞　耿莉华　韩　杰

惠秀丽　纪建光　亢　君　李　莉

李一杰　李　越　马丽丽　马英霞

宋雁宾　唐中华　王　静　王　曼

魏春梅　严清红　张立立　张　玲

周　体

再版说明

为了使实习护士和新护士尽快地适应临床护理工作，并帮助其提高应对护士执业资格考试的能力，我们特编写了一套技能型紧缺人才培养培训实训教材。本套丛书分为《护理实训教材·基础护理分册》、《护理实训教材·内科护理分册》、《护理实训教材·外科护理分册》、《护理实训教材·妇产科护理分册》、《护理实训教材·儿科护理分册》、《护理实训教材·五官科护理分册》。本套丛书于2007年10月出版，2009年1月再版，先后发行4万册，并于2009年被列入教育部推荐教材目录。经3年的应用，本套丛书得到学生的充分肯定，与此同时，得到了不少护理教育家、护理管理者、临床护士及广大读者的关注，他们以不同方式提出了修改意见。为了使本套教材更贴近临床实训的需要，我们决定在第2版的基础上进行修订。

本套丛书分为两个部分，分别是“技术操作流程”和“复习题解与练习”。本套丛书的编写及两次再版修改过程的指导思想遵循的是在教科书已详尽描述、方法经典并与临床应用方法一致的操作，书中不予重复，如外科包扎、止血、固定、搬运，手术室的护理配合等操作；另外，考虑到突出重点、减少篇幅等因素，对配合医生的操作项目，如各种穿刺术的配合，这些内容不但在教材中已经有所描述，而且配合原则也大致相同，将不再列入添加的内容。丛书突出的重点是实习护士和新护士急需掌握的，特别是护士应独立掌握的内容，如无菌操作、心肺复苏、气道的护理等；同时由于医学的发展对护理学提出了新的要求，我们对较新的护理操作也进行了较详尽的叙述。如第二版增添了引流管的护理、伤口的护理、孕期和产后的运动等11项护理操作内容；第三版增添了开放式辐射床的使用、先天性巨结肠灌肠法、压疮的预防及护理等9项12种护理操作。在编写过程中，既结合了临床应用的规程和要求，又尽量与教材靠拢，凡与临床教材不一致的地方均予以注明，如导尿管插入的长度、局部不提倡应用抗生素等。

第1部分是技术操作流程。操作程序编写方式打破传统的叙述方法，运用ISO 9000企业管理理念，采用程序化方式，操作步骤清晰有序、可操作性强。操作项目的选择注重与先进国家接轨，紧跟社会、医学的发展，特别是社会及医药卫生事业对护理技术新的需求；每项程序内容注重护士素质培养，渗透人文关怀，贯彻法制观念，同时体现了对就医者及护理操作者的保护意识、特别注意医院感染的控制等。在每版修订中，不断注意强化以上的理念，如在第三版中，一些具有风险性的操作添加了患者及家属知情同意内容；每项操作都添加了评估内容等。

第2部分为基础复习题解与强化练习题及参考答案，两种练习题分别为1050道，第三版未作添加，只在个别处有所修改，使其内容更加贴切，始终保持风格与特点，所有试题的题型均是标准化试题，单选题和多选题各占一半。选题原则首先是临床护理实用性较强的知识点；其次是护理学科前沿的知识点；同时还要保证教材的覆盖面。为了便于读者理解和掌握，每道基础复习题都有详细的题解，对相关知识点进行了详细论述。最后附有强化练习题，可进一步强化理论。通过多年实习学生的临床应用，减轻了临床带教老师的负担，提高了毕业生的应试能力。

丛书最后附有描写护理的诗歌，这些诗句来自护理工作人员的肺腑之言，字里行间歌颂

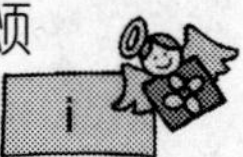

了护士工作、生活与理想，同时渗透出护理工作的艰辛与神圣。

丛书的原版内容来自中国人民解放军总医院第一附属医院护士临床实习教学内容，学生反映便于学习、易于掌握。第二版汲取了几十所护理院校、医院护理专家和广大读者的宝贵意见，内容更加完善。丛书被多所学校作为实训教材，并在医院作为实习护士、新护士的培训教材。应用结果显示，丛书缩短了学生与临床的距离，临床带教老师也颇感带教轻松。第三版得到了北京儿童医院、北京同仁医院、北京宣武医院、北京大学第一和第三附属医院、中国人民解放军海军总医院及解放军第 307 医院的护理专家指导，在此表示感谢！

本套丛书的编者们尽全力做了大量的工作，但因为知识的局限性，难免有错误和不当之处，诚挚地希望护理同行们批评指正。

编　者

2010 年 7 月

序　一

2003 年 12 月 3 日，国家教育部、卫生部等六部委联合发出《关于实施职业院校制造业和现代服务业技能型紧缺人才培养培训工程的通知》，将护理专业确定为首批紧缺人才培养培训的专业。教育部办公厅、卫生部办公厅还联合制定了高职和中职护理专业教学指导方案，着力推动我国护理职业院校转变观念，深化教育教学改革。“工程”实施 5 年来得到了各地教育行政部门、行业、企业和职业院校的高度认可和支持，并被国务院提升为国家紧缺人才培养培训工程。从 2005 年起，中央财政每年投入资金对于包括护理专业的职业院校进行支持，迄今已经有 50 所院校入选护理实训基地，还有一大批医护类职业学校得到国债资金支持。

在方方面面的支持下，护理类职业教育出现了前所未有的发展势头，2002 年全国护理专业专科招生数为 31 095 人，中等卫生（护士）学校招生 102 397 人，截至 2006 年年底我国高职高专护理类专业招生人数为 10.98 万人，中等职业学校医药卫生类专业招生人数为 49.17 万人，在校生、毕业生人数大幅度增加，从数量上看，护理专业人才短缺的状况已经得到基本缓解，我们更应该将护理专业职业教育改革的重点从简单的数量增长提高到内涵质量增长上来。

当前是我国全面建设小康社会的关键时期，国家对于加快农村医疗卫生服务体系建设、大力发展城市社区卫生服务和深化医疗卫生体制改革提出了一系列要求，百姓对于医疗、护理服务的质量和水平也寄予了新的期望，护理职业院校必须以服务卫生事业发展为宗旨，尽快培养出适合医院需要的实用人才。本套丛书的编著者都是来自临床第一线的资深护理工作者，丛书涉及内容既是他们临床护理实践工作的经验总结，也是经过大批实习护士在临床教学中验证过的成果推广。

我向全国的护理职业院校推荐这套丛书，希望它对于护理专业学生转变观念、提高实践技能并形成良好的职业规范能够有所帮助，也真心希望大家创造性地使用本套教材，深化与医疗机构的合作，不断提高教育教学质量，开创我国护理教育改革的新局面。

教育部职业教育与成人教育司 刘杰

2007 年 8 月

序　　二

近年来，医疗卫生事业迅速发展，医院随之也面临着更大的压力和挑战，医院的生存与发展，其中人是最根本的要素之一。护理与医疗是相辅相成的，护士的工作在医疗过程中可谓举足轻重，因此，护士的职业素养与专业水平尤为重要。

在今天的医疗机构中，护理无不面临着众多的问题，新技术和新业务不断地引进和开展，对护理提出了新的要求；护理内涵的增加，使得心理护理、人文关怀等上升到显要位置；改革开放的发展，更使得医疗护理逐渐市场化，病人逐渐地把医疗护理的质量与价值进行对比；随着社会法制的健全，医疗护理也逐步实现法制化，病人自然也会拿起法律的武器保护自己的权益。改革开放带来社会繁荣与进步的同时，也带来了新的护理问题，如血液制品的应用、乙肝和艾滋病的流行等给护理工作者带来新的威胁；护理人事制度的变革、护理人员的流动等都对护理工作者提出了质与量的新需求。

我惊喜地发现本套丛书是与众不同的。基础技术操作巧妙地运用企业管理的理念，操作步骤采用程序化方式，操作步骤清晰，可操作性强；其中既有最新的护理技术，又有极为普通而被忽略的技术操作；阅读时，把读者带入现代医院管理的理念，注重人文关怀，让就医者感受到被尊重与保护；注意贯彻医疗护理操作的法制观念；注重对医院感染的控制，体现了对就医者及护理操作者的保护意识等。在题解与强化练习题部分吸收了护理学发展中的最新观点，特别注重临床护理实用性较强的内容等。

本套丛书的内容特点是注重基础理论、基本知识、基本技能的训练；注重社会及医药卫生事业对护理技术新的需求；注重护理学前沿的知识要点；它最大的特点是适合临床护理的需要。书中的护士诗歌、小语可以陶冶护士的情操；技术操作流程中对护士的要求能培养护士的素质；流程的要点体现尊重就医者的意愿，保护其身心健康，使护士建立人文关怀理念；护理操作中强调的法制观念，使护士建立法制观点，不仅要约束自己的行为，还要拿起法律的武器来保护自己；书中强调的医院感染的控制，使护士建立对患者及操作者的保护意识，避免不必要的悲剧及纠纷的发生；突出重点的题解和强化练习题会帮助学习者尽快地掌握临床护理知识的要点。本套丛书既可成为新护士步入临床护理工作的指南；又可为成熟的护理工作者提供临床护理、护理教学的模版；护理管理者还可作为企业化管理的参考资料。

我热忱地向护理界同仁们推荐本套丛书，它不但使你能较详尽地了解基础与临床护理理论知识与操作方法，而且会给你带来新的理念；ISO9000 企业管理理念会使护理管理者们的工作更加便捷、轻松、有效，适应现代护理学的发展。

北京协和医学院 沈宁

2007 年 8 月

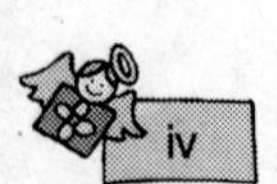

前　　言

五官科护理学是阐述眼科、耳鼻咽喉和口腔科护理规律的学科。五官科护理工作既有一般规律性，又有很强的专科特殊性，若对这些特殊器官疾病治疗不及时，护理不当，将会遗留永久性残疾，如盲、聋、哑等，不但导致病人生活、心理障碍，也会给社会和家庭增加诸多负担，如弱视的矫正、青光眼的治疗等。本书是在本丛书总的原则指导下，根据五官科护理学的特点而进行编写的。

本书编写和修改的指导思想是注重"三基"（基础理论、基本知识、基本技能）训练，主要分为技术操作流程和复习题解与练习两个部分。

第1部分是技术操作流程，共包括37项护理操作。其中眼科包括结膜囊内局部用药、剪睫毛、结膜囊冲洗、泪道扩张及探通术、泪道冲洗、结膜下注射、颞浅动脉旁皮下注射、球后注射法、球旁注射法、电解倒睫毛法、沙眼烧灼法、眼压测量法、角膜染色法、裂隙灯显微镜检查、视力检查、色觉检查16项护理操作；耳鼻咽喉科包括外耳道清洁、外耳道滴药、外耳道冲洗、咽鼓管吹张、鼓膜穿刺、滴鼻、鼻腔冲洗和鼻窦变压置换疗法、上颌窦穿刺、咽部涂药法及吹药法、蒸汽或雾化吸入法、鼻部备皮法、颈部负压吸引和气管切开术的护理14项技术操作；口腔科包括四手操作法、牙体龋病治疗术的护理配合、牙髓病及根尖周病治疗术的配合、口腔内科常用材料的调拌方法、拔牙术护理配合、唇腭裂修补术护理、口腔修复术护理配合7项护理操作。操作部分配有93张插图和图解，图文并茂，简明易懂。

第2部分是复习题解与练习，首先是150道基础复习题及其题解，内容围绕这些知识点进行讲解阐述，并附有标准答案。为了强化这些知识点，还附有3套强化练习题试卷，每套试题都含有50道题目，并附有标准参考答案，可检测自己掌握基础理论知识的情况。

本书适于护士生见习、实习及临床护士作为提高岗位适应能力和护士执业考试应考能力的用书。

由于编者水平有限，编写时间仓促，错误和疏漏之处在所难免，恳请广大读者在使用过程中提出宝贵意见。

编　者

2010年7月

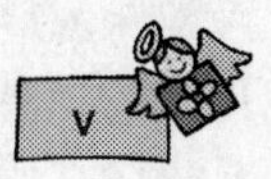

目　录

第1部分　技术操作流程 ……………………………………………… (1)
一、结膜囊内局部用药法………………………………………………… (1)
二、剪睫毛法……………………………………………………………… (3)
三、结膜囊冲洗法………………………………………………………… (4)
四、泪道冲洗法…………………………………………………………… (6)
五、泪道扩张及探通术 …………………………………………………… (8)
六、结膜下注射法………………………………………………………… (9)
七、颞浅动脉旁皮下注射法 …………………………………………… (11)
八、球后注射法 ………………………………………………………… (12)
九、球旁注射法 ………………………………………………………… (14)
十、电解倒睫毛法 ……………………………………………………… (14)
十一、沙眼烧灼法 ……………………………………………………… (15)
十二、眼压测量法 ……………………………………………………… (17)
十三、角膜染色法 ……………………………………………………… (19)
十四、裂隙灯显微镜检查法 …………………………………………… (20)
十五、视力检查法 ……………………………………………………… (22)
十六、色觉检查法 ……………………………………………………… (24)
十七、外耳道清洁法 …………………………………………………… (25)
十八、外耳道滴药法 …………………………………………………… (26)
十九、外耳道冲洗法 …………………………………………………… (27)
二十、鼓膜穿刺法 ……………………………………………………… (29)
二十一、咽鼓管吹张法 ………………………………………………… (30)
二十二、滴鼻法 ………………………………………………………… (33)
二十三、鼻腔冲洗法 …………………………………………………… (34)
二十四、鼻窦变压置换疗法 …………………………………………… (36)
二十五、上颌窦穿刺冲洗法 …………………………………………… (38)
二十六、咽部涂药及吹药法 …………………………………………… (40)
二十七、蒸汽或雾化吸入法 …………………………………………… (42)
二十八、鼻部备皮法 …………………………………………………… (43)
二十九、更换颈部负压吸引 …………………………………………… (45)
三十、气管切开术后的护理 …………………………………………… (46)
三十一、四手操作法 …………………………………………………… (52)
三十二、牙体龋病治疗术的护理配合 ………………………………… (54)

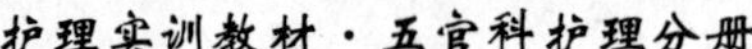

三十三、牙髓病及根尖周病治疗术的配合 …………………………………… (56)
三十四、口腔内科常用材料的调拌方法 …………………………………… (57)
三十五、拔牙术护理配合 ……………………………………………………… (60)
三十六、唇、腭裂修补术护理…………………………………………………… (62)
三十七、口腔修复术护理配合(以固定修复为例) ………………………… (64)
三十八、附录 ………………………………………………………………… (68)
第2部分　复习题解与练习 ………………………………………………… (69)
一、单选题及题解 ……………………………………………………………… (69)
二、多选题及题解 ……………………………………………………………… (83)
三、强化练习题 ………………………………………………………………… (97)
参考文献 ……………………………………………………………………… (109)
唐中华诗歌欣赏 ……………………………………………………………… (110)

第 1 部分　技术操作流程

一、结膜囊内局部用药法

（一）目的

结膜囊（图 1-1）内局部用药法用于预防、治疗眼部疾病，散瞳、缩瞳及表面麻醉。

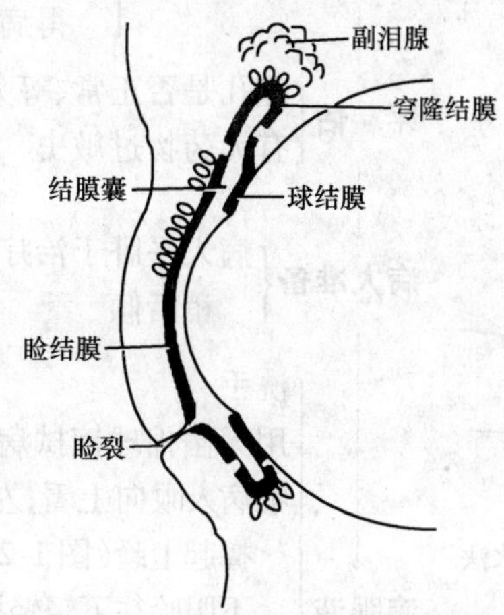

图 1-1　结膜囊示意图

（二）适应证

眼睛的各种急、慢性炎症，测量眼压，清除结石、角膜表面异物时表面麻醉。

（三）禁忌证

如有对某类药物过敏，如丁卡因、磺胺类眼液，应禁用此类药物于结膜囊局部用药。

（四）操作程序

素质要求（着装、仪表、态度）

↓

洗手、戴口罩

↓

查对医嘱

↓

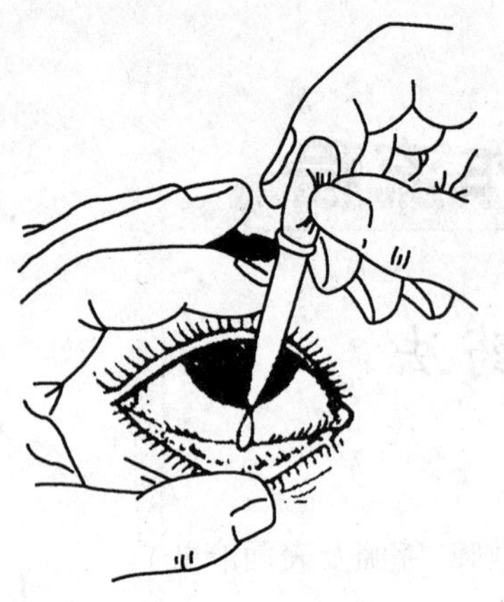

图 1-2 上、下睑分开点眼药水法

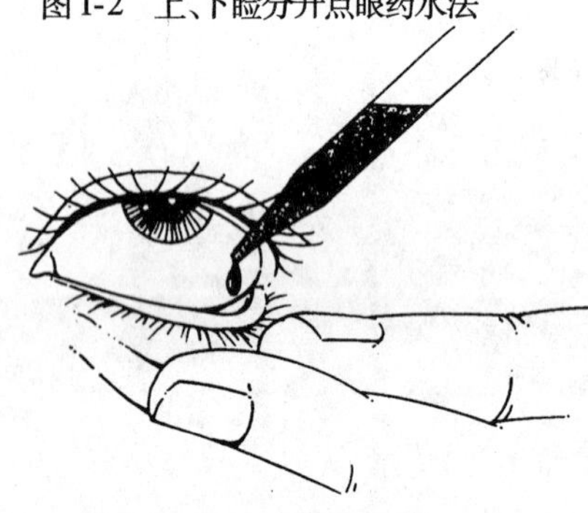

图 1-3 下睑下拉并固定点眼药水法

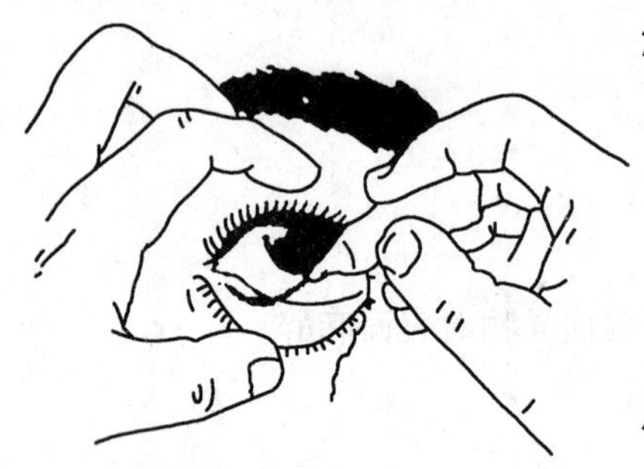

图 1-4 上、下睑分开涂眼药膏法

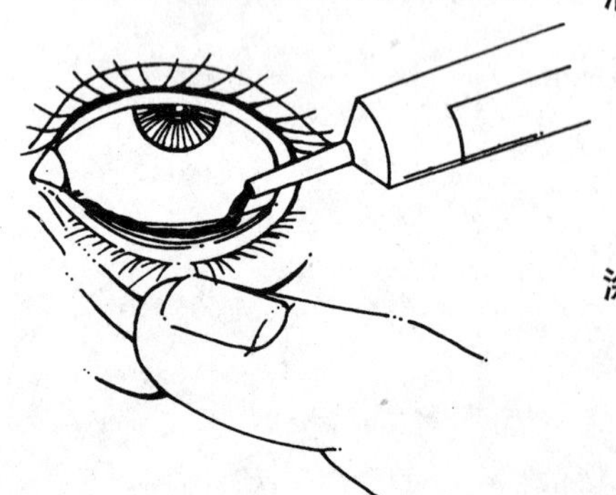

图 1-5 下睑下拉并固定点眼药膏

准备用物
- 点眼药液盘：各种抗生素眼液，如 0.25% 氯霉素眼液、诺氟沙星眼液、阿昔洛韦（无环鸟苷）眼液等；散瞳眼液，如 1% 阿托品、复方托吡卡胺（托品酰胺）眼液；各种激素眼液，如地塞米松（氟美松）眼液；缩瞳降压眼液，如 2% 毛果芸香碱（匹罗卡品）眼液、噻吗洛尔（噻吗心安）眼液等；消毒玻璃棒，75% 乙醇棉球和无菌棉球

↓

携用物至病人床旁
- 查对床号，呼唤病人姓名
- 向病人解释用药的目的、方法，以取得病人的配合

↓

评　估
- 瞳孔是否正常、等大
- 有无药物过敏史

↓

病人准备
- 病人平卧于治疗床上或端坐于治疗椅上，头稍后倾

↓

滴眼液
- 洗手
- 用无菌棉球擦拭病人眼部分泌物和泪液
- 嘱病人眼向上看，左手拇指轻轻下拉下睑，示指撑起上睑（图 1-2）或嘱病人眼向上看，左手将下眼睑往下轻轻拉开，固定于下眼眶（图 1-3）
- 右手持眼药瓶或滴管倾斜 45°角，先挤掉 1～2 滴眼药水，距离眼睑 1～2cm 将药水滴于下穹隆处，点 1～2 滴药液（勿接触睫毛，避开角膜）
- 左手轻提上眼睑覆盖眼球

↓

压内眦部
- 点药后用干棉球压内眦部
- 令病人闭眼休息 5min

↓

消毒手指　点药后用 75% 乙醇棉球擦拭双手指

↓

涂眼膏
- 取无菌玻璃棒，以一端蘸取眼膏少许备用
- 左手拇指轻轻下拉下睑，示指撑起上睑，嘱病人眼向上看，暴露下穹隆结膜（图 1-4）
- 或左手将下眼睑往下轻轻拉开并固定于下眼眶，嘱病人眼向上看（图 1-5）
- 右手持蘸好眼膏的玻璃棒与眼睑平行，将眼膏涂于下穹隆部（软管药膏可与眼睑平行，直接挤入下穹隆部）。左手提拉上眼睑，嘱病人闭眼

↓

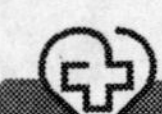

↓

涂眼膏 { 右手将玻璃棒由颞侧轻轻抽出，使眼膏存留结膜囊内
轻揉眼睑，使眼膏均匀分布结膜囊内
用棉球擦去溢出的药膏 }

↓

整理用物　用75%乙醇棉球擦净双手

↓

记　录

（五）注意事项

1. 操作者检查眼药盘内药物是否分类放置，有无过期、失效、变质、发霉、沉淀等。其他药物是否齐全。

2. 严格三查七对，防止差错发生。

3. 点眼药原则　“六先六后一隔离”。先右眼，后左眼（如右眼疑有感染时，先点左眼）；先点健眼，后点患眼；先点眼液，后涂眼膏（10min后）；先给青光眼病人缩瞳降压眼液，后为炎症病人点散瞳眼液；先点无刺激性眼液，后点刺激性眼液；先点一般药液，后点特殊（散瞳、缩瞳）药液；最后为感染床边隔离病人点药。

4. 对于感染性病人治疗后用含氯消毒剂（0.1%次氯酸钠溶液）泡手或用复合碘消毒双手。必要时戴一次性手套。

5. 滴用两种以上眼液时，每种眼药至少相隔3min，否则达不到治疗目的。

6. 对内眼术后和角膜溃疡病人，勿提拉眼睑，避免对眼球挤压。

7. 点药时发现以下五种情况时暂不点。

（1）药名不清不点。

（2）唤病人不答应时不点。

（3）点眼前观察瞳孔大小，发现瞳孔散大，原因不清时不点。

（4）药物变质、变色时不点。

（5）有可疑问题时不点。

二、剪 睫 毛 法

（一）目的

便于对眼睑及其周围彻底消毒，方便手术操作，防止睫毛成为异物存留在组织伤口内，形成异物性囊肿和其他并发症。

（二）适应证

内眼术前的准备。

（三）操作程序

素质要求（着装、仪表、态度）

↓

↓
洗手、戴口罩
↓
查对医嘱
↓
准备用物　凡士林膏、纱布、棉签、眼科弯剪刀、0.25%氯霉素眼液
↓
携用物至病人床旁 { 查对床号，呼唤病人姓名；向病人解释操作的目的、方法，以取得病人的配合 }
↓
评　估　了解病人病情、手术名称及准备情况
↓
病人准备　病人坐位或平卧
↓
剪上睑睫毛 { 用棉签将凡士林膏涂于剪刀上面（涂抹要均匀）；左手将上眼睑向上分开，嘱病人眼球向下看，右手持剪刀沿睑缘剪掉睫毛 }
↓
剪下睑睫毛 { 嘱病人眼球向上看，左手分开下眼睑，右手持剪刀沿睑缘剪掉睫毛，剪下睫毛粘在剪刀上，用纱布擦掉，勿落入眼内 }
↓
冲　洗　剪完睫毛后用0.25%氯霉素眼液冲洗术眼
↓
整理用物
↓
洗手、记录

（四）注意事项

1. 剪睫毛时勿剪破睑缘皮肤。
2. 剪下的睫毛不要落入眼内。
3. 如剪破睑缘皮肤，用消毒棉签按压并立即报告医生处理。

三、结膜囊冲洗法

（一）目的

清除结膜囊异物、酸碱化学物质及脓性分泌物；术前常规结膜囊冲洗。

（二）适应证

结膜囊内异物、酸碱化学烧伤、术前准备。

（三）禁忌证

角膜溃疡，角膜、结膜有伤口，眼球贯通伤者禁冲洗。

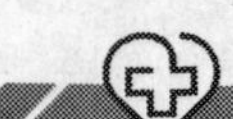

（四）操作程序

素质要求（着装、仪表、态度）

↓

洗手、戴口罩

↓

查对医嘱

↓

准备用物 { 受水器，洗眼壶（图3-1）或冲洗装置（图3-2），眼睑拉钩，20ml注射器和4.5号钝针头，镊子，纱布，生理盐水等溶液

↓

携用物至病人床旁 { 查对床号，呼唤病人姓名；向病人解释，讲清操作的目的、方法，以取得病人的配合

↓

评　估 { 了解病人病情，角膜有无溃疡、结膜有无伤口及眼球贯通伤等

↓

病人准备 { 病人平卧于治疗床上或仰头坐在治疗椅上均可

↓

冲　洗 {
- 嘱病人手持受水器于面颊部
- 在患侧头及颈部铺小胶单、治疗巾
- 左手分开上、下眼睑，右手持洗眼壶，先以少量液体倒于鼻部皮肤，病人感到适宜再进行冲洗
- 壶嘴距眼睑3～5cm，由内侧到外侧，避开角膜冲洗结膜囊，嘱病人转动眼球（冲洗时避开角膜，图3-3）
- 冲洗下穹隆部：嘱病人向上看，左手将下睑向下拉并固定在眼眶上，暴露下穹隆，彻底冲洗（图3-4）
- 冲洗上穹隆部：嘱病人向下看，拇指与示指轻捏上眼睑，示指向下压住，拇指向上翻转上眼睑，暴露上眼睑，彻底冲洗（图3-5）
- 冲洗眼内眦（嘱病人向外眦方向看）

↓

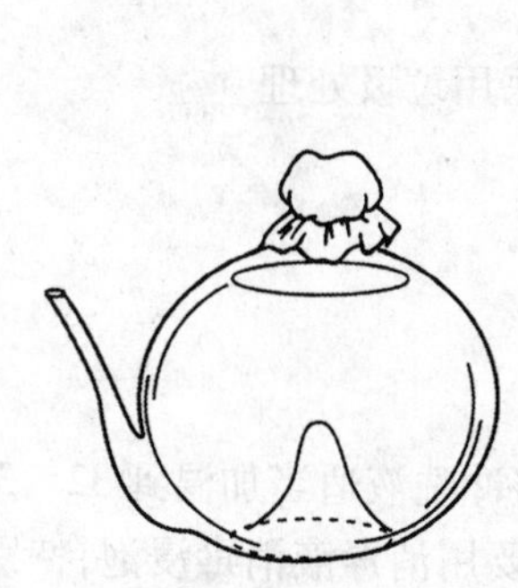

图3-1　壶式洗眼壶

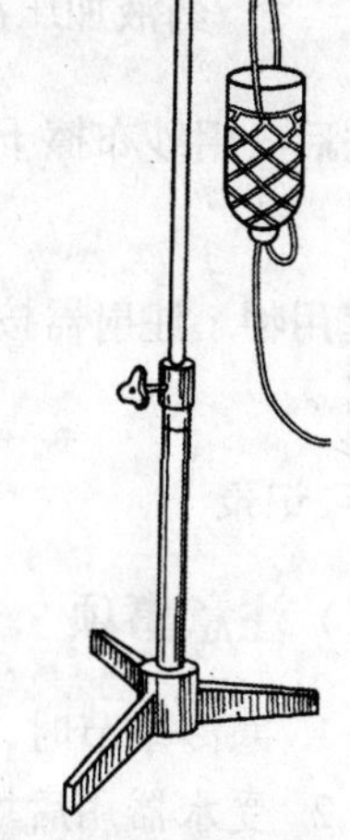

图3-2　用输液装置冲洗

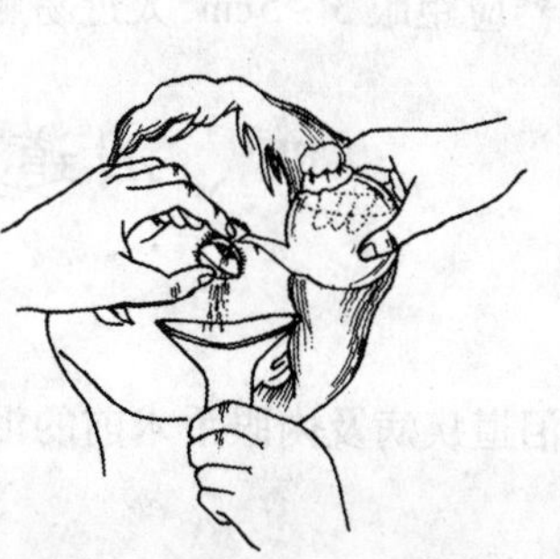

图3-3　暴露球结膜、结膜囊

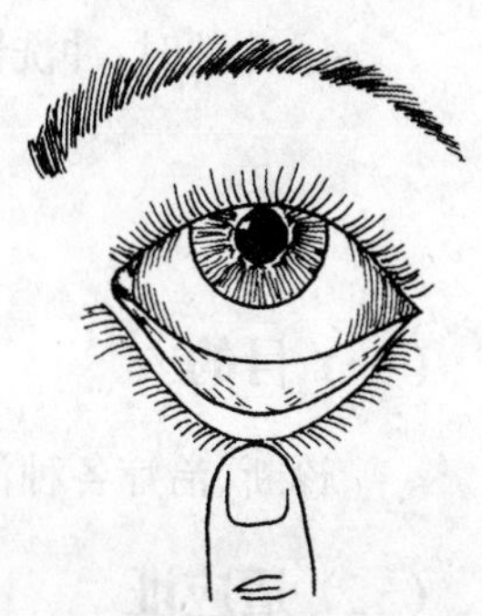

图3-4　暴露下穹隆

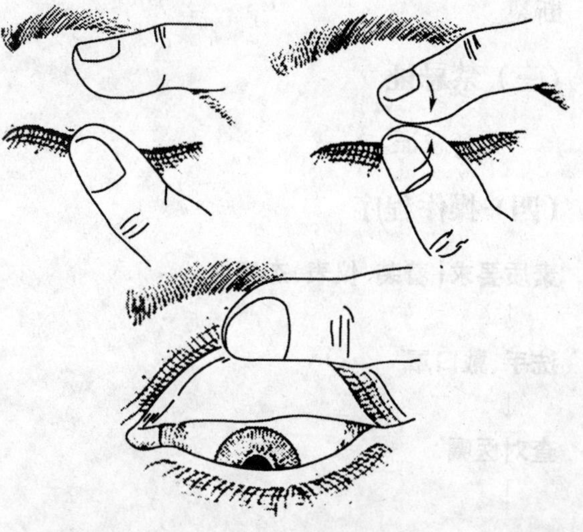

图3-5　暴露上穹隆

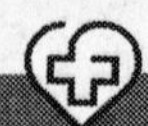

↓

冲　洗 { 冲洗眼外眦(可嘱病人向内眦方向看,以利于充分冲洗)
如酸碱烧伤或分泌物多时,翻转眼睑,暴露穹隆反复冲洗,必要时用注射器抽取药液加压冲洗

↓

冲洗后　用纱布擦干眼部和颊部水迹,点抗生素眼药防止感染

↓

整理用物　注射器按医用垃圾处理

↓

洗手、记录

(五) 注意事项

1. 寒冷季节时,将冲洗液适当加温到32～37℃,以减轻刺激。

2. 受水器用后均要用消毒液消毒浸泡,特别是传染性眼病冲洗后。受水器从消毒液中取出后,用清水冲洗干净、擦干再给病人使用,避免化学消毒剂损伤面部皮肤。

3. 眼睑肿胀或儿童不能用手分开眼睑时,可用拉钩帮助分开眼睑,然后再冲洗。

4. 冲洗时,冲洗器应距眼3～5cm,太近易触及患眼。

四、泪道冲洗法

(一) 目的

诊断、治疗各种泪道疾病及内眼手术前的泪道清洁。

(二) 适应证

溢泪的眼病病人、慢性泪囊炎病人、各种内眼手术前准备、内眦外伤病人诊断有无泪管断裂。

(三) 禁忌证

无禁忌证。

(四) 操作程序

素质要求(着装、仪表、态度)

↓

洗手、戴口罩

↓

查对医嘱

↓

准备用物
- 备泪道冲洗针头（大、中、小号）、2ml注射器、泪点扩张器、受水器、无菌棉球、1%丁卡因眼液、外用生理盐水、无菌棉签

↓

携用物至病人床旁
- 查对床号，呼唤病人姓名
- 向病人解释，讲清操作的目的、方法，以取得病人的配合

↓

评　估
- 了解病人有无溢泪症状
- 挤压泪囊部，观察泪小点处有无分泌物及分泌物的性质
- 有无局部麻醉药物过敏史

↓

病人准备
- 病人平卧于治疗床上或仰头坐在治疗椅上均可

↓

麻　醉
- 将1%丁卡因溶液滴于棉签上，置于病人上、下泪小点之间，做表面麻醉，嘱病人两眼闭合5min
- 如泪点过小，应先用泪点扩大器扩张

↓

冲　洗
- 嘱病人手持受水器于面颊部
- 选择好适当针头连接于盛生理盐水的注射器上
- 左手示指压推下睑及睑缘向外或左手拇指轻轻下拉下睑内眦部，使泪管平直并充分暴露下泪点
- 右手执笔式持注射器，将冲洗针头垂直进入泪小点1～2mm（图4-1），之后顺势向内转90°水平朝向鼻侧，伸入泪管6～7mm（图4-2）后注入冲洗液，通畅者生理盐水可直达鼻咽腔
- 同法冲洗对侧泪道

↓

观察与判断（图4-3）
- 泪管中段阻塞：自下泪点冲洗，观察针头进入长度，如仅5mm阻塞，生理盐水反流出来，而自上泪管冲洗生理盐水可达鼻腔
- 泪总管阻塞：自下泪点冲洗，针头进入长达约8～9mm，生理盐水自上泪点溢出，再自上泪点进入针头8～9mm，水从下泪点流出
- 泪囊炎、鼻泪管阻塞：自下泪点冲洗，有脓性黏液溢出

↓

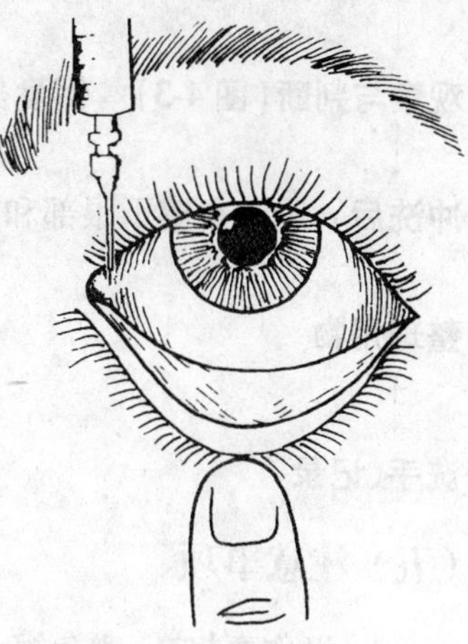
图4-1　垂直进入泪小点

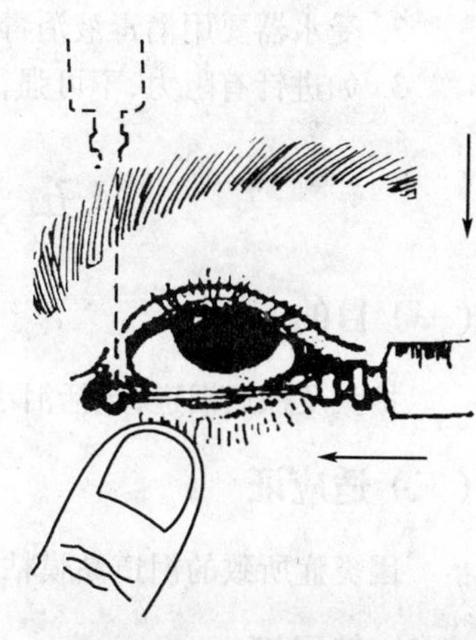
图4-2　水平方向进入泪小管

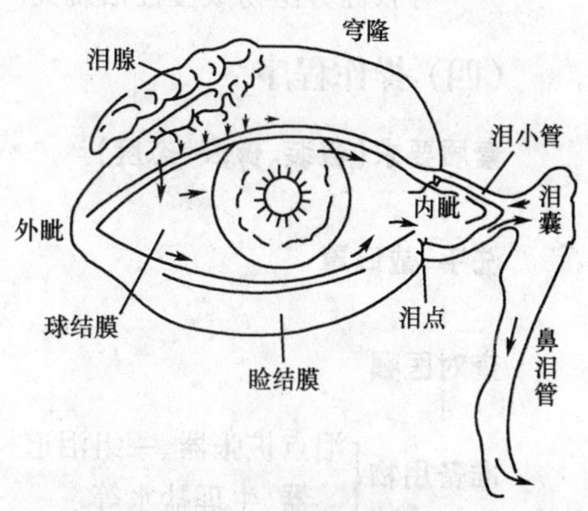

图4-3　泪道局部解剖

↓

观察与判断(图4-3)　泪囊炎、鼻泪管狭窄:冲洗时有阻力,冲洗盐水部分自鼻咽部流出

↓

冲洗后　用纱布擦干眼部和颊部水迹

↓

整理用物

↓

洗手、记录

(五) 注意事项

1. 操作要轻巧,避免损伤泪道,造成假道。冲洗时如发现下眼睑肿胀,提示发生假道,必须停止冲洗。

2. 受水器要用消毒液消毒浸泡,特别是传染性眼病冲洗后。

3. 如进针有阻力,不可强行推进,若下泪点闭锁,可由上泪点冲洗。

五、泪道扩张及探通术

(一) 目的

扩张及探通泪道,包括泪小点、泪小管、鼻泪管,使泪道通畅,便于排泄泪液。

(二) 适应证

因炎症所致的泪道黏膜粘连、泪道狭窄和阻塞所致的溢泪。

(三) 禁忌证

有脓性分泌物或慢性泪囊炎。

(四) 操作程序

素质要求(着装、仪表、态度)

↓

洗手、戴口罩

↓

查对医嘱

↓

准备用物{泪点扩张器、一组泪道探针、金霉素眼药膏、0.5%~1%丁卡因、棉签、5ml注射器、生理盐水等

↓

携用物至病人床旁{查对床号,呼唤病人姓名
向病人解释,讲清治疗目的、方法,以取得病人的配合

↓

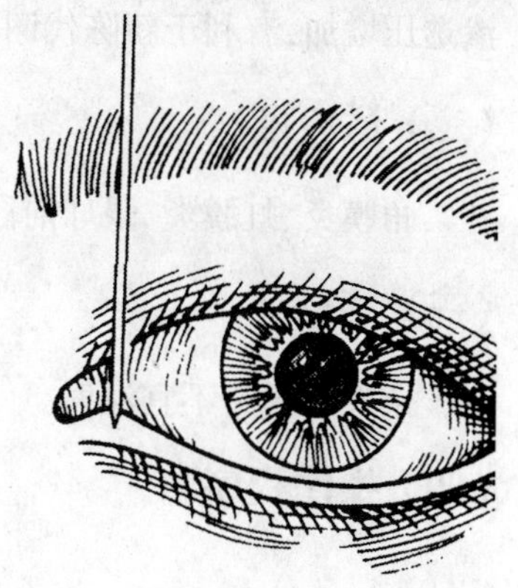
图5-1　泪小点扩张

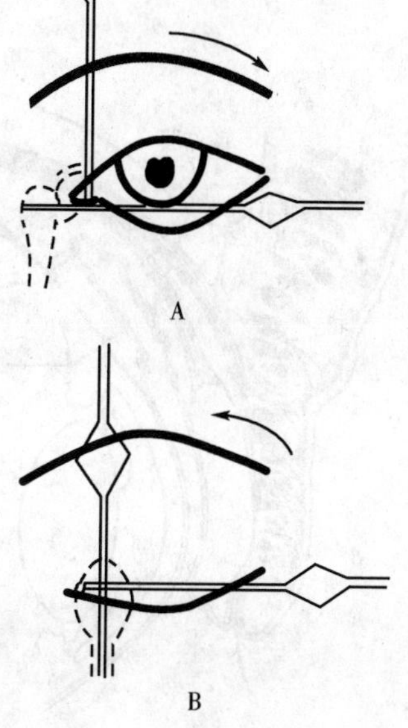

图5-2　探针进入泪道

↓

评　估
- 了解病人有无溢泪症状
- 挤压泪囊部，观察泪小点处有无分泌物及分泌物的性质
- 有无局部麻醉药物过敏史

↓

病人准备　一般取端坐，头稍后仰并固定

↓

麻　醉
- 用0.5%～1%丁卡因棉签置于上、下泪小点
- 嘱病人闭眼3～5min

↓

扩张泪小点
- 左手手指向下、向外拉开眼睑，暴露下泪点，同时使泪小管拉直
- 用泪点扩张器垂直插入泪点后再水平转向鼻侧，轻轻旋转扩张器使泪小点扩大（图5-1）

↓

探通泪道
- 选用合适型号的探针，一端涂少许眼膏
- 将针头垂直插入泪小点1～2mm
- 然后转为水平方向，朝内眦部顺泪小管方向推进（左手向颞侧拉紧下睑皮肤以拉直泪小管）6～7mm（图5-2）
- 当触到泪囊内侧的硬质骨壁时，略退出0.5～1mm
- 将探针尾部向上转90°呈垂直方向，再向下、向后方缓慢进针4～5cm（插入深度以探针中央的心状小柄位于眉弓前为合适）

↓

冲洗泪道
- 探针留置15～20min，用手指压住泪囊，敏捷地拔出探针，按泪道冲洗法冲洗泪道
- 用抗生素眼液点眼

↓

整理用物
- 整理用物
- 向病人交代探通情况及注意事项

↓

洗手、记录　探针型号及探通情况

（五）注意事项

1. 操作前要向病人说明，探通过程中有痛感时可示意，切勿躲闪。
2. 压迫泪囊有分泌者或外眼有炎症者，禁用此法。
3. 操作中动作要轻巧，进针时阻力大，不可强行进针，应停止操作，否则可造成泪道损伤，形成假道，引起炎症。
4. 扩张泪道，首先用较小号探针，以后再逐渐增大探针号数。

六、结膜下注射法

（一）目的

将药物注射在结膜下，提高药物局部浓度，延长药物作用时间，同时刺激局部血管扩张，

渗透压增加，有利于新陈代谢及炎症的消退。

（二）适应证

角膜炎、虹膜炎、眼球前段疾病等。

（三）禁忌证

急性结膜炎不宜注射。

（四）操作程序

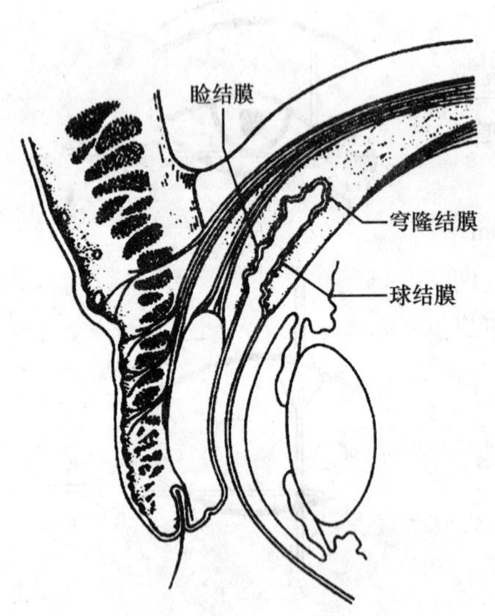

图6-1　结膜的解剖位置

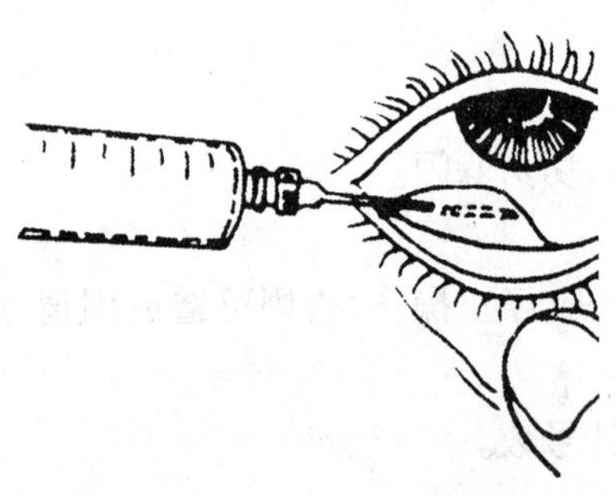

图6-2　结膜下注射法

素质要求（着装、仪表、态度）

↓

洗手、戴口罩

↓

查对医嘱

↓

准备用物：无菌注射盘、1ml或2ml注射器、4号针头、0.5%～1%丁卡因溶液、0.25%氯霉素眼液、混合散瞳剂，遵医嘱备药

↓

携用物至病人床旁：
- 查对床号，呼唤病人姓名，查对眼别
- 向病人解释，讲清治疗的目的、方法，以取得病人的配合

↓

评　估：
- 询问、了解病人身体状况
- 观察病人结膜有无炎症，如流泪、畏光、充血等症状
- 有无麻醉药物过敏史

↓

病人准备：
- 病人平卧于治疗床上
- 患眼滴0.5%～1%丁卡因眼液2次（间隔3～5min）

↓

抽取药液　用无菌注射器抽取所需药液

↓

注　射：
- 左手拇指及示指分开病人上、下眼睑
- 右手持注射器，嘱病人眼球上转，在角膜下方、近穹隆部球结膜处（图6-1）与眼球表面呈10°～15°角（避开结膜血管），针尖斜面向上挑起球结膜与角膜缘平行进针（图6-2）
- 缓缓推进药液，拔针

↓

整理用物

↓

洗手、记录

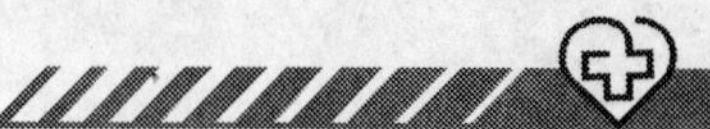

（五）注意事项

1. 有虹膜粘连的病人，使用混合散瞳剂时，药液可直接注入粘连部位附近的结膜下，可使瞳孔尽快散开。

2. 进针时，针头斜面要朝向巩膜，平行于角膜缘刺入，并嘱病人勿转动眼球，以免刺伤角膜。对于不合作或眼球震颤病人，可用开睑器开睑，用固定镊固定。

3. 因混合散瞳剂内含有0.1%肾上腺素，注射后往往心跳加快，所以老年和体弱病人应注意观察。

4. 多次注射应更换注射部位。

5. 为角膜溃疡病人注射时，勿加压于眼球。

七、颞浅动脉旁皮下注射法

（一）目的

颞浅动脉距离眼近，药物达眼内吸收快，可达到治疗眼病目的。

（二）适应证

缺血性视神经病变，中心性视网膜病等眼底病变。

（三）操作程序

素质要求（着装、仪表、态度）

↓

洗手、戴口罩

↓

查对医嘱

↓

准备用物　无菌注射盘、2ml注射器，4.5～5号的小针头，遵医嘱备药

↓

携用物至病人床旁
- 查对床号，呼唤病人姓名
- 向病人解释治疗目的、方法，以取得病人的配合

↓

评　估
- 询问、了解病人身体情况
- 面部有无急性感染病灶

↓

病人准备　病人端坐治疗椅上或侧卧于治疗床上

↓

备　药　根据医嘱抽取药液

↓

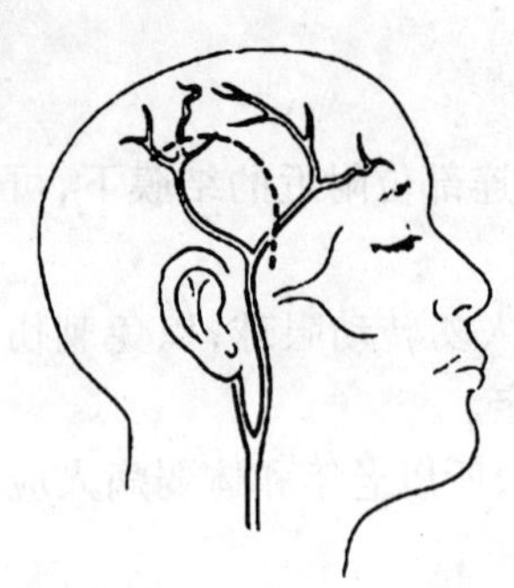

图 7-1 颞浅动脉解剖示意图

↓

消毒皮肤 {用右手示指摸到颞浅动脉搏动的位置(图 7-1)
在动脉旁 1cm 处常规消毒皮肤}

↓

注　射 {左手绷紧皮肤
右手持注射器与颞浅动脉平行旁开 1cm 处,呈 45°角行皮下注射
回抽无回血后匀速推药
拔针,按压针眼 5min,防止出血和肿胀}

↓

整理用物

↓

洗手、记录

(四) 注意事项

1. 严格无菌操作。
2. 长期注射者吸收差,肿而不红、不痛,可适当热敷或理疗,以促进吸收。
3. 若发现红肿、疼痛等炎性反应,应立即停止注射,根据情况进行处理。
4. 注射部位不能太低,否则影响颞颌关节,造成牙痛或张口困难。

八、球后注射法

(一) 目的

用于眼底病变给药及内眼手术前麻醉,药物能更多达到眼后节,且吸收快,效果好。

(二) 适应证

眼内炎症和循环障碍的眼病,内眼手术前注射麻醉等。

(三) 禁忌证

内眼及外眼患有急性细菌性感染性炎症者。

(四) 操作程序

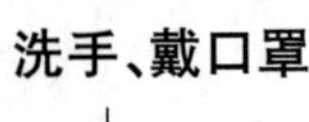

素质要求(着装、仪表、态度)

↓

洗手、戴口罩

↓

查对医嘱

↓

准备用物　无菌注射盘、2ml 注射器、5 号长针头,根据医嘱备药液

↓

↓

携用物至病人床旁 { 查对床号，呼唤病人姓名，查对眼别；向病人解释注射的目的、方法，以取得病人的配合

评　估 { 询问、了解病人身体状况；内眼及外眼有无急性感染性炎症；有无药物过敏史

↓

病人准备　病人平卧于治疗床上

↓

备　药　根据医嘱抽取药液

↓

消　毒　常规消毒下眼睑皮肤

↓

选择部位 { 嘱病人向鼻上方注视，保持眼球不动；眶下缘中、外 1/3 交界处为最佳部位，此处可避开大血管和神经(图 8-1)

↓

注　射 { 左手用一根消毒棉签压进针部位，右手持注射器，针头垂直进入皮肤后约 1. 5cm，向鼻上方倾斜，朝眶尖进针；缓慢进针，进入 3. 5cm 深(图 8-2)，用左手示、拇指固定针柄，右手抽吸无回血后缓慢推药；推完药后用棉签按压针眼，右手缓缓拔针，拔针后垂直压迫针眼 5min；用棉球覆盖针眼，胶布固定，2h 后去掉棉球

↓

整理用物

↓

洗手、记录

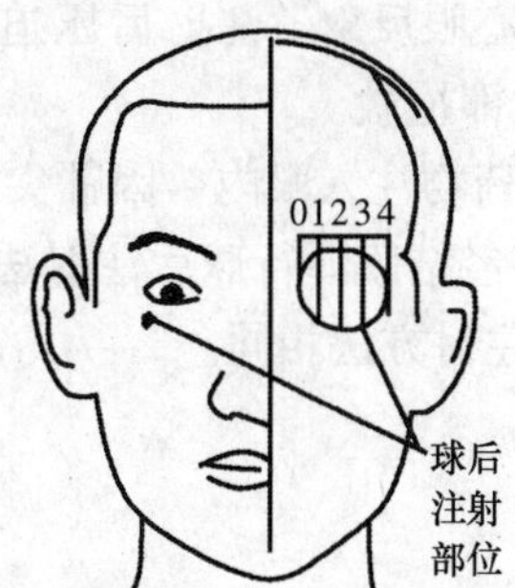

图 8-1　球后注射的位置

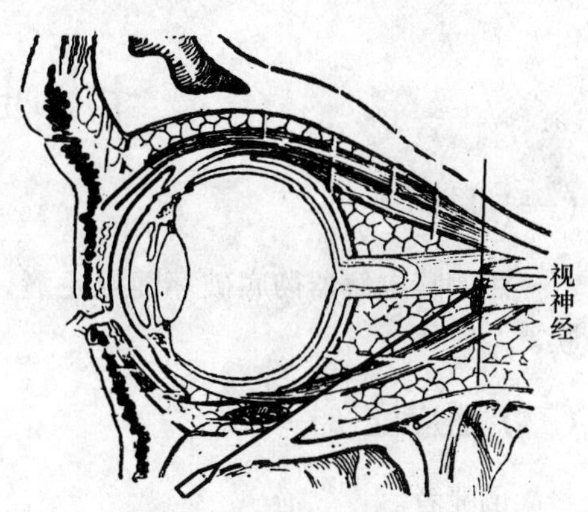

图 8-2　球后注射示意图

(五) 注意事项

1. 严格无菌操作，预防感染。
2. 进针不得超过 3. 5cm，避免视神经受损伤。
3. 注射时，左手用棉签按压注射部位，这样有利于眼球向上推移，形成空隙进针。

(六) 球后注射并发症

1. 球后出血　注射后发现眼球迅速突出，病人感眼胀痛，可能为球后出血，应立即按压针眼，并以纱垫加压包扎，进行冰敷。

2. 球结膜水肿　注射时，进针太浅或偏眼球位置所致，不需处理，可自行吸收。

3. 复视　由于药物堆积，暂时性眼肌麻痹所致，一般药物吸收后可自行恢复。

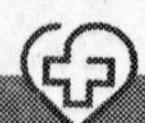

4. 球后感染　无菌操作不严格而造成，需用大量抗生素控制感染。

5. 视神经萎缩　由于进针超过3.5cm，损伤了视神经，或由于药物浓度高、油剂不易吸收，压迫视神经过长，如早期发现治疗可能好转，若处理不当，可导致视神经萎缩。

6. 心眼反射　注射后压迫眼球过重，加之病人高度紧张，可反射性引起心跳、呼吸暂停，应立即抢救。

7. 药物注入眼内　因针尖过早向眼球倾斜所致。

注：经结膜囊行球后注射法，先局部点麻药，待结膜麻醉后，从下穹隆部结膜进针，其他与上述注射方法相同。

九、球旁注射法

同下穹隆结膜球后注射法，但进针比球后注射浅，一般2cm深即可。故采用4.5号针头。

十、电解倒睫毛法

(一) 目的

用倒睫电解器彻底破坏睫毛毛囊，以免睫毛再生。拔除了乱生睫毛，防止倒睫刺伤角膜。

(二) 适应证

倒睫者。

(三) 禁忌证

全眼睑倒睫禁用（一般采取手术方法）。

(四) 操作程序

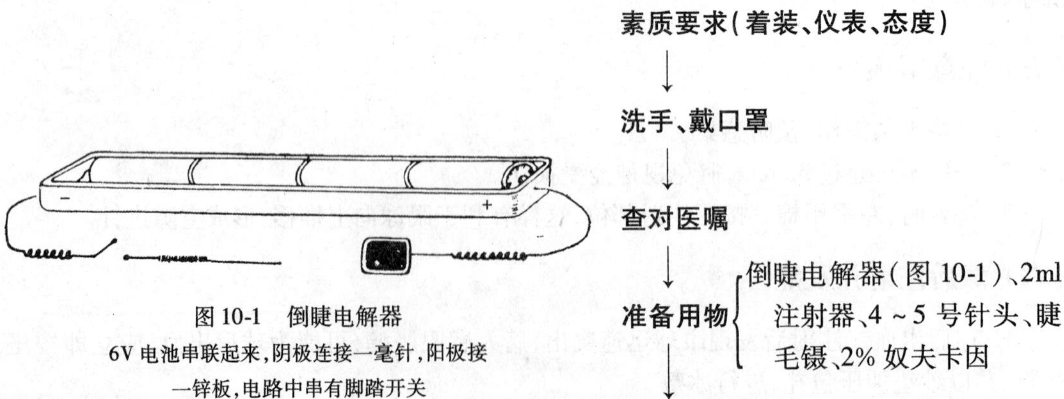

图 10-1　倒睫电解器

6V 电池串联起来，阴极连接一毫针，阳极接一锌板，电路中串有脚踏开关

↓

携用物至病人床旁 { 查对床号，呼唤病人姓名；向病人解释操作的目的、方法，以取得病人的配合 }

↓

评　估 { 询问、了解病人身体状况；观察病人睑板腺有无急性炎症；有无麻醉药物过敏史 }

↓

病人准备　病人平卧于治疗床上

↓

麻　醉 { 用75%乙醇消毒眼睑皮肤；用注射器抽取2%奴夫卡因2ml；在倒睫附近睑缘部位刺入，推药0.5～1.0ml，做皮下局部浸润麻醉 }

↓

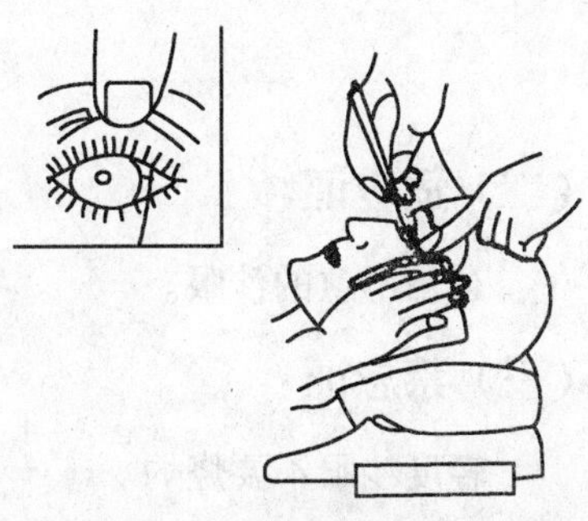

图10-2　电解器阳极的放置

电解睫毛 { 将电解器阳极加垫盐水棉垫放在病人面颊部或颈部，紧贴皮肤并嘱病人协助（图10-2）；固定好眼睑，针尖切勿刺伤角膜；把电解睫毛针刺入睫毛囊，约3mm达到毛囊根部，通电10～15s，电流为2～3mA（图10-3）；通电（有细小气泡由睫毛根部冒出，说明电解起作用）；断电后拔针；用睫毛镊将倒睫拔掉 }

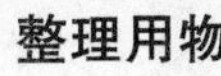

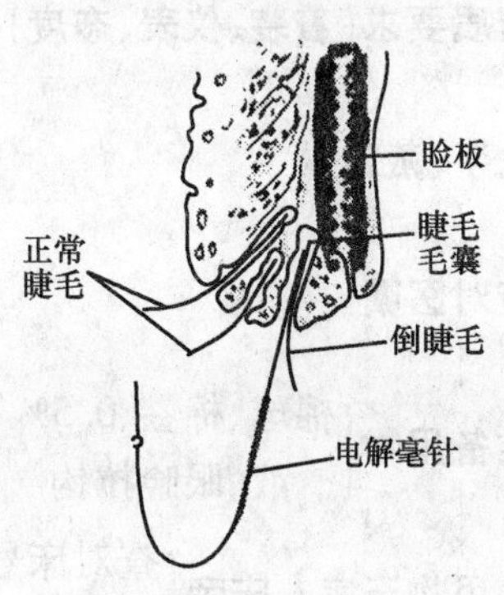

图10-3　电解毛囊根部

↓

检　查 { 仔细检查，不要留有多余倒睫。术后涂抗生素眼膏 }

↓

整理用物

↓

洗手、记录

（五）注意事项

1. 操作时勿接触正、负电极。

2. 如电解后睫毛不易拔除，应检查毛囊根部是否完全破坏，如毛囊根部尚未破坏，应再电解一次。

十一、沙眼烧灼法

（一）目的

久治不愈的沙眼（图11-1），用于达到治疗目的。

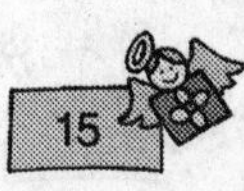

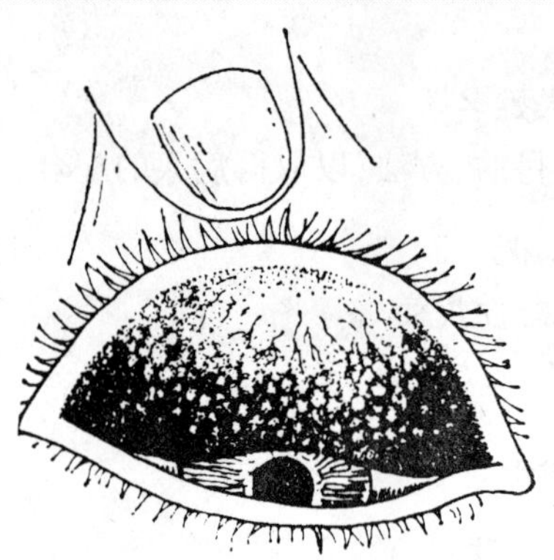

图11-1　沙眼滤泡增生

(二) 适应证

久治不愈的沙眼。

(三) 禁忌证

轻度沙眼不要烧灼。

(四) 操作程序

素质要求(着装、仪表、态度)

↓

洗手、戴口罩

↓

查对医嘱

↓

准备用物{棉球、棉签、0.5%丁卡因眼液、2%硝酸银溶液、外用生理盐水或0.25%氯霉素眼液、眼睑拉钩

↓

携用物至病人床旁{查对床号,呼唤病人姓名；向病人解释治疗目的、方法,以取得病人的配合

↓

评　估{询问、了解病人身体状况；观察病人沙眼程度,确定适应证

↓

病人准备　病人端坐在治疗椅上

↓

麻　醉　用左手拇指、示指分开上、下眼睑,点0.5%丁卡因眼液

↓

烧　灼{
翻开上眼睑,使其暴露上睑结膜面,上、下睑结膜面靠紧(以免药物进入眼中)
用棉签蘸2%硝酸银溶液,轻擦上睑结膜面(结膜面变白达到治疗目的)
用生理盐水或0.25%氯霉素液冲洗结膜囊
同样方法对下眼睑病变进行烧灼

↓

整理用物

↓

洗手、记录

(五) 注意事项

1. 烧灼药物都具有腐蚀性,不能滴入眼内,以免损伤角膜及眼球。
2. 冲洗结膜囊要干净、彻底,以免残留药液引起角膜烧灼。

十二、眼压测量法

(一) 目的

眼球的眼压高低,直接影响着眼内血液循环,影响视神经、视网膜的功能。因此,测量眼压对青光眼、眼外伤早期诊断、早期治疗、预后等均有十分重要的意义。

(二) 适应证

1. 正常人群的体格检查,以筛选可疑青光眼病人,及时明确诊断治疗。
2. 青光眼病人的药物治疗或手术治疗眼压观察。
3. 各种眼球钝挫伤,眼压的变化、治疗观察对其预后有直接关系。

(三) 禁忌证

1. 角膜炎、角膜溃疡者。
2. 急、慢性结膜炎者。
3. 眼球穿通伤者。
4. 精神不正常、头面部无法固定者,不宜做此项检查。

(四) 操作程序

素质要求(着装、仪表、态度)

↓

洗手、戴口罩

↓

查对医嘱

↓

准备用物:希厄茨眼压计(角膜压陷式眼压计)、非接触式眼压计、75% 乙醇棉球、消毒干棉球、1% 丁卡因眼液和 1% 利多卡因眼液(对丁卡因过敏者用)、0.25% 氯霉素或 0.1% 利福平眼液

↓

携用物至病人床旁:
- 查对床号,呼唤病人姓名
- 向病人解释检查的目的、方法,取得病人的配合

↓

评　估:
- 询问、了解病人身体状况、有无眼球外伤史
- 观察病人角膜有无炎症、溃疡;结膜有无急、慢性炎症
- 病人精神状况、认知、配合程度
- 询问病人药物过敏史

↓

病人准备:
- 病人去枕平卧于治疗床上,松开颈部纽扣,勿使颈部静脉受压
- 双眼点入 1% 丁卡因眼液或 1% 利多卡因眼液

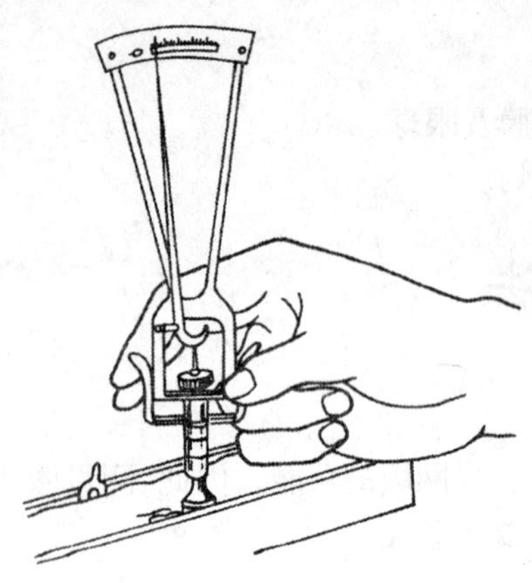
图 12-1 眼压计准确性检查

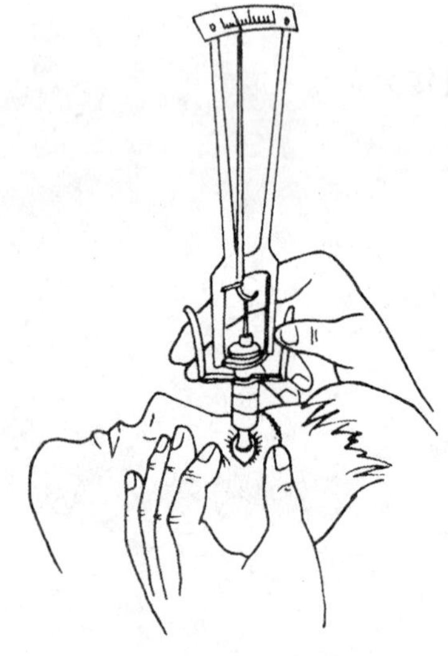
图 12-2 眼压计测量眼压

希厄茨眼压计测量法

检验眼压计
- 将眼压支柱基底部放在人工角膜上，观察指示针达到“0”位为准(图 12-1)

↓

消毒支柱基底部
- 用 75% 乙醇棉球擦拭消毒眼压计支柱基底部
- 再用消毒干棉球确实擦干(以免残留乙醇损伤角膜)

↓

测 压
- 嘱病人睁开双眼，直视上方某一目标
- 检查者左手轻轻撑开右眼上、下眼睑，固定于上、下眶缘
- 右手持眼压计将其支柱基底部轻轻放在病人角膜中央(切记不可加压，不能滑动)
- 观察指针所指刻度(图 12-2)
- 再加 7.5g 砝码，重测一次观察指针所在刻度
- 根据 5.5g、7.5g 两种砝码刻度查表得出眼压的毫米汞柱(此两种砝码所测结果相差不应超过 3～5mmHg，否则有误差)

↓

同样方法 测定出左眼眼压

↓

点抗生素眼药 点 0.25% 氯霉素或 0.1% 利福平眼液

↓

整理用物
- 用 75% 乙醇棉球擦拭消毒眼压计支柱基底部，放入眼压计盒内
- 用 75% 乙醇棉球擦拭双手

↓

记 录
- 眼压通过砝码重量/指针刻度换算结果(毫米汞柱，可查换算表)
- 正常眼压是 2.0～3.25kPa(15～25mmHg)，平均是 2.21～2.34kPa(16.6～17.6mmHg)，眼压差不超过 1.04kPa(8mmHg)

(五) 注意事项

1. 消毒用 75% 乙醇棉球不能过湿，消毒基底支柱后，切记用消毒干棉球擦拭干净残留乙醇，以免损伤角膜。

2. 测定过程中，嘱病人眼球绝对不能活动，一旦活动应迅速抬起眼压计。

3. 检查者垂直将支柱放在角膜上，看完刻度指针指数，迅速垂直抬起，一定要避免角膜损伤。

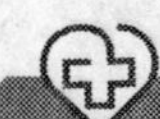

十三、角膜染色法

(一) 目的

观察角膜(图13-1)的炎症、外伤侵及范围和深度。

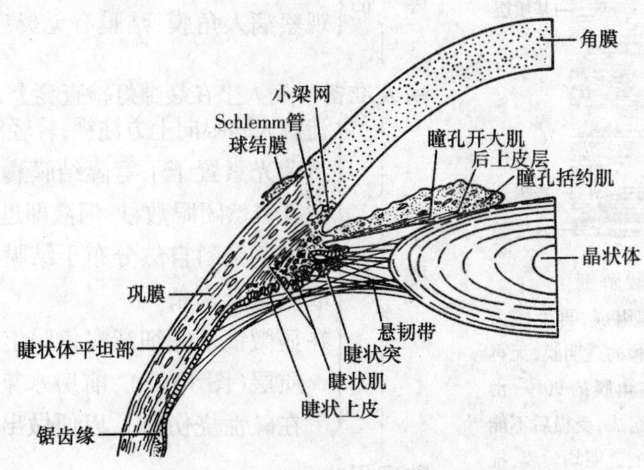

图13-1　眼球前段径向切面解剖简图

角膜厚度:中央部约0.8mm,周边部约1mm

(二) 适应证

1. 角膜的炎症,如浅层点状角膜炎、树枝状角膜炎、盘状角膜炎等病毒性疾病。
2. 角膜各种外伤。
3. 电光性眼炎、酸碱性化学烧伤等。
4. 白内障,青光眼切口的渗漏以及青少年OK镜治疗矫正近视眼的观察。
5. 戴各种角膜接触镜(隐形眼镜)的观察等。

(三) 禁忌证

无禁忌证。

(四) 操作程序

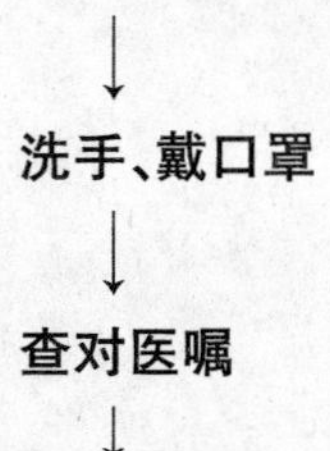

素质要求(着装、仪表、态度)

↓

洗手、戴口罩

↓

查对医嘱

↓

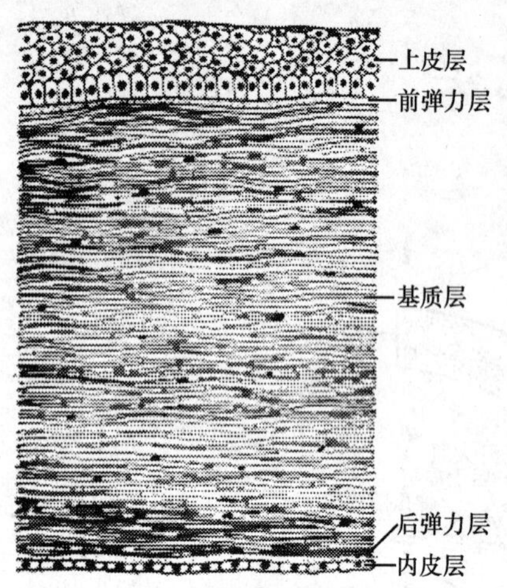

图13-2 角膜解剖

上皮细胞:5～6层细胞组成,再生能力强;前弹力层:无细胞结构的透明膜,无再生能力;基质层:厚度占角膜的90%,由约200层胶原纤维束所组成,受损后不能再生;后弹力层:为坚韧的透明均质膜,损伤后可迅速再生;内皮细胞层:一层六角形扁平细胞结构,损伤后不能再生

↓

准备用物:消毒棉球、抗生素眼液、无菌荧光素条、2%荧光素钠注射液

↓

携用物至病人床旁:
- 查对床号,呼唤病人姓名
- 向病人解释检查的目的、方法,取得病人的配合

↓

评　估:
- 询问、了解病人有无眼球外伤史
- 观察病人角膜、结膜有无炎症

↓

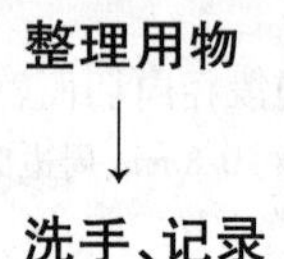

病人准备　病人坐在裂隙灯检查凳上,头放置下颌托上

↓

染　色:
- 让病人睁眼向上方注视,轻轻向下翻开下眼睑
- 将荧光素置于下穹隆结膜囊内
- 嘱其自然闭眼数秒,泪液即迅速溶化荧光染料
- 黄绿色染料自然分布于结膜、角膜上
- 取出荧光素条
- 在显微镜下仔细观察角膜上皮、前弹力层、基质层(图13-2)、前房水染色状况(尤其是在碱性烧伤时),以便做出判断

↓

整理用物

↓

洗手、记录

(五) 注意事项

放置、取出荧光素条时,操作轻巧,勿触及角膜。

十四、裂隙灯显微镜检查法

(一) 目的

1. 通过强的裂隙光源照明和光学显微镜放大技术,观察眼前节及眼透明的屈光系统的微细病变和炎性反应。

2. 借助于棱镜原理折射(如前房角镜、三面镜),观察前房角、后极部及周边部视网膜、脉络膜的异常改变。

3. 眼前节角膜和结膜异物的取出治疗。

(二) 适应证

1. 健康检查。

2. 眼病诊治以及内眼手术后的观察。

(三) 禁忌证

不合作的婴幼儿,重病卧床的病人。

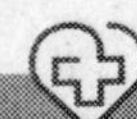

（四）操作程序

素质要求（着装、仪表、态度）

↓

洗手、戴口罩

↓

查对医嘱

↓

准备用物：裂隙灯显微镜（图 14-1）、可升降的旋转圆凳、1% 丁卡因眼液、0. 25% 氯霉素、甲基纤维素眼液、房角镜、三面镜、灭菌荧光纸条

↓

协助病人至检查室：
- 查对床号，呼唤病人姓名
- 向病人解释检查的目的、方法，取得病人的配合

↓

评　估：
- 了解病人身体情况，是否能坚持坐位
- 结膜囊是否用药膏
- 病人精神状况、认知、配合程度

↓

病人准备：
- 病人坐在裂隙灯显微镜仪器台前
- 向病人介绍检查的目的、方法，解除紧张情绪
- 头放在下颌托上，额部紧贴托架放松

↓

调整仪器台　调整仪器台高低，使病人坐位适宜

↓

调整下颌托　调整下颌托高低，使病人舒适

↓

调整裂隙灯：调整裂隙灯高低，使病人眼位与之等高，左右适中（光源与观察镜成 30°～60°角侧照）

↓

调整光源焦距：调整光源前后焦距及裂隙灯光带宽度适宜

↓

观　察：
- 先宏观全面观察屈光间质系统（图 14-2）
- 根据情况分层次观察角膜表面深层内皮有无沉着（KP）
- 观察房水有无闪辉、浑浊及其程度
- 观察虹膜新生血管、结节、粘连，晶状体混浊部位、程度

↓

整理用物

↓

洗　手

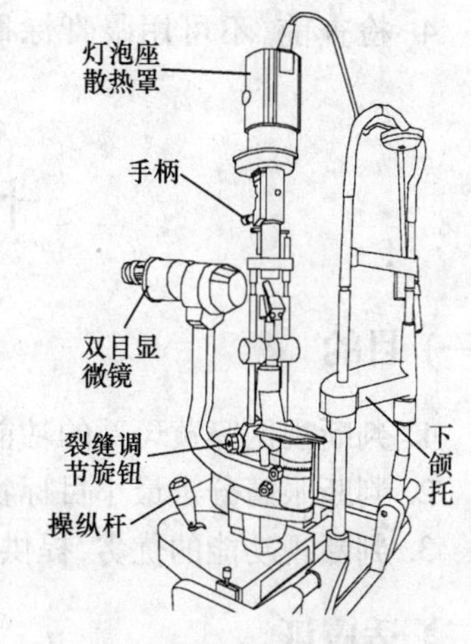

图 14-1　裂隙灯显微镜

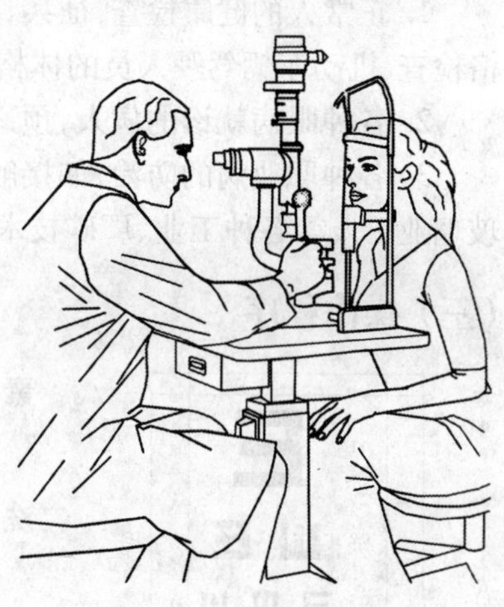

图 14-2　裂隙灯使用示意图

（五）注意事项

1. 如有必要，可用荧光纸条染色或黏膜麻醉检查前房角镜或三面镜，在散瞳条件下观察眼底后极部及周边部视网膜、脉络膜病变，对角膜异物可表面麻醉后在显微镜下取出。

2. 检查用药应注意检查、补充和更换。

3. 检查前后要注意洗手、清洁消毒，避免交叉感染。

4. 检查前，不可用眼膏涂眼；检查时，禁忌用强光照射眼部，一次观察时间不宜过长。

十五、视力检查法

（一）目的

1. 判断视网膜黄斑部的功能是否良好。
2. 判断眼睛分辨最小目标物的能力。
3. 判断视功能的优劣，提供分析判断眼部疾病病情的重要依据。

（二）适应证

1. 正常人的健康检查，征兵青年的体格检查，飞行人员的体格检查，厂矿企业的招工体格检查，机动车辆驾驶人员的体格检查，均必须记录被检者的视力，作为被录用的条件之一。

2. 各种眼病就诊的病人，预诊时，首先要检查并记录视力。

3. 各种职业病的防治，如接触放射性物质的工作人员、微波技术人员，炼钢、炼铁工人，玻璃业工人等各种工业、厂矿技术人员定期体检观察视力变化。

（三）操作程序

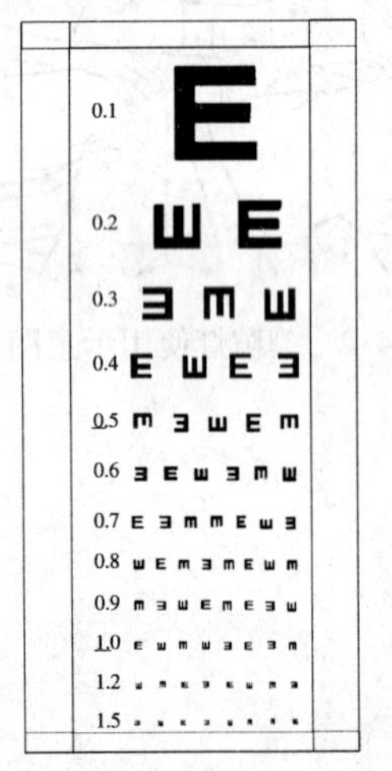

图 15-1　国际标准 E 形视力表

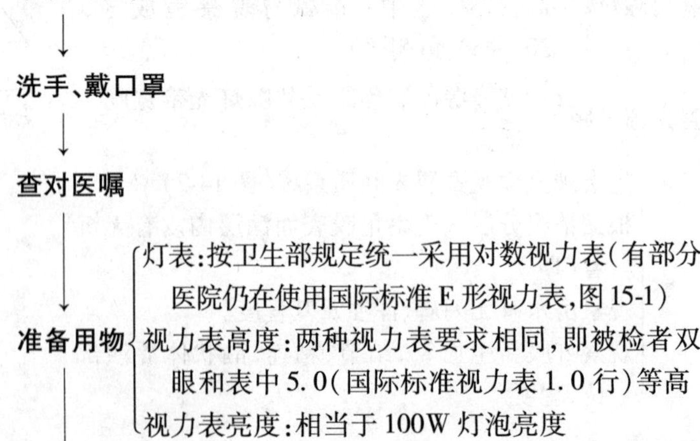

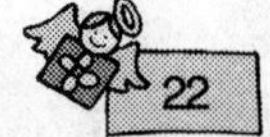

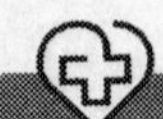

↓

准备用物 { 检查距离:5.0m。如要设反光镜则是在视力表前2.5m处(玻璃镜用保证E字不变形的浮法玻璃)
盖眼板、指示棒(50cm长,如钢笔粗细即可) }

↓

评　估　评估受检者精神状况、合作能力、认知及表达能力

↓

被检者准备 { 被检者端坐在检查椅上
向被检者讲明视力表的检查方法、注意事项等
示教指认E形字方法 }

↓

检查视力 { 以对数视力表为例(图15-2):
令其手拿盖眼板遮其左眼,右眼自上而下照形指认E形字开口方向
换手遮住右眼,左眼逐行照形指认E形字开口方向 }

↓

记录视力

↓

消毒遮盖板

↓

洗手、记录

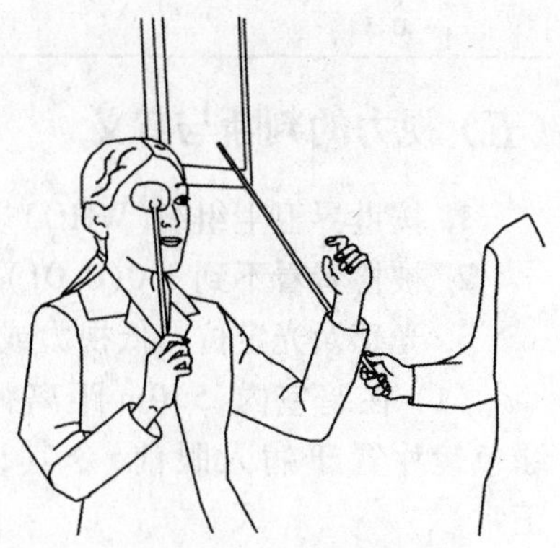

图15-2　视力检查

(四) 视力判断及记录

1. 测试时,当被检者认至第一个大形E字正确方向,其视力为4.0(相当于国际视力表0.1),自上而下,由大到小,分别是4.1、4.2、……,到5.0行(相当于国际视力表1.0行)为正常视力。认至5.1、5.2为最佳视力。

2. 测试中,如某一行字形(如4.6行),被检者只能指认一部分,不到本行半数者,记录为上一行(如$4.6^{\pm2}$),超出本行数字半数者,记录为本行(如4.7^{-2})。国际标准E形视力表,0.6行看清2个字,记录0.5^{+2},若看清4个字,则记录为0.6^{-3},以此类推。

3. 测试时,5.0m距离看不见第一个E形字时,请被检者向前走动看E形视力表,依照认清第一个E字时的距离,记录其视力,记录方法见表15-1。

表15-1　5.0m距离看不见第一个E形字视力记录方法

距离(m)	视力(对数视力表记录法)	视力(国际标准视力表记录法)
4.0	3.9	0.08
3.0	3.8	0.06
2.5	3.7	0.05
2.0	3.6	0.04

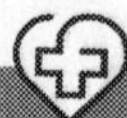

续表

距离(m)	视力(对数视力表记录法)	视力(国际标准视力表记录法)
1.0	3.3	0.02
0.5	3.0	0.01

(五) 视力的判断与意义

1. 按世界卫生组织(WHO)规定,远视力3.7(0.05)以下为低视力,采用低视力矫治。

2. 被检者看不到3.0(0.01),则让其辨别指数和暗室内检查光觉。

3. 光感及光定位　低视力或白内障病人要了解视网膜功能,要作光感及光定位检查。

(1) 在暗室内,5.0m距离,以蜡烛光分别测试辨别能力,先右后左,同时以红色和绿色镜片置于病人眼前,令其说出颜色变化。如正常,记录为光感/5.0m,红绿色觉正常。

(2) 在暗室内,1.0m距离,检查病人眼前九个方向辨别烛光情况,以观察视网膜功能。九个方向为:正前方的上、中、下三个方位;右前方的上、中、下三个方位;左前方的上、中、下三个方位。正常记录(+),看不到记录(-)。如遇到不正常情况,一般可以进一步做眼电生理检查和超声波扫描,以充分了解眼内视网膜功能、视神经功能,做出准确判断。

十六、色觉检查法

(一) 目的

用于职业选择、就业筛选,如在国防、科技、交通、冶金、化工、染织、医学以及绘画等各个专业领域的人员均与辨色力有密切关系。

(二) 适应证

征兵体检、飞行员体检、升学体检、机动车驾驶体检、一般招工体检等。

(三) 操作程序

素质要求(着装、仪表、态度)

↓

洗手、戴口罩

↓

查对医嘱

↓

评　估 { 受检者文化程度、语言文字能力
受检者精神状况、合作能力、认知和表达能力

↓

↓

选择色盲检查图
- 根据不同受检对象：
- 幼儿、文盲、少数民族选几何图形辨认
- 有小学文化程度者选数字组辨认
- 初中以上文化程度者选数字、英文组辨认

↓

被检者准备　坐或站，在距检查图50～100cm的距离进行辨认

↓

色盲检查
- 以贾氏色盲检查图为例：
- 先指认1、11、22、36图示教及鉴别色盲者（每幅图形或文字需尽快读出，不得超过5s的时间）
- 疑是背诵伪色盲者，判断色盲有困难，可选37、38、39色路线图
- 检查中遇有色盲、隐性弱视者或色觉疲劳者要根据情况，反复观察或让其休息片刻再重复测试

↓

整理用物

↓

洗手、记录

（四）注意事项

1. 进行色盲检查，需在明亮弥散的自然光线下进行，不宜在普通灯光或日光直射下操作。
2. 按色盲检查图所附说明书判断为何种色盲或色弱。

十七、外耳道清洁法

（一）目的

用于耳部检查及治疗，尤其是检查鼓膜及中、内耳手术前准备更为重要。

（二）适应证

外耳道检查，外耳道有分泌物，取耵聍、外耳道及中耳手术前准备等。

（三）禁忌证

无禁忌证。

（四）操作程序

素质要求（着装、仪表、态度）

↓

洗手、戴口罩

↓

查对医嘱

↓

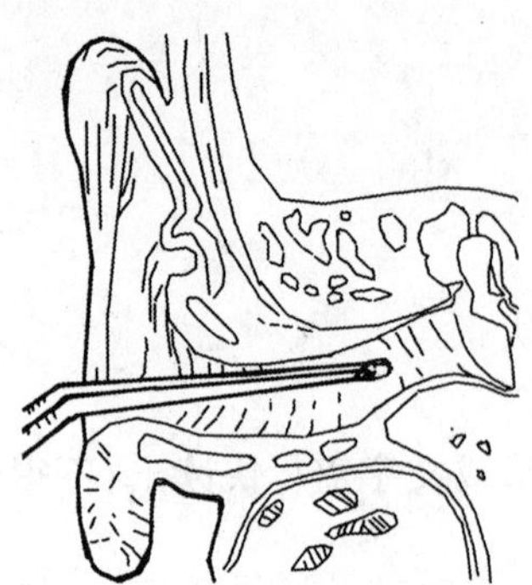

图 17-1　用膝状镊取出耵聍

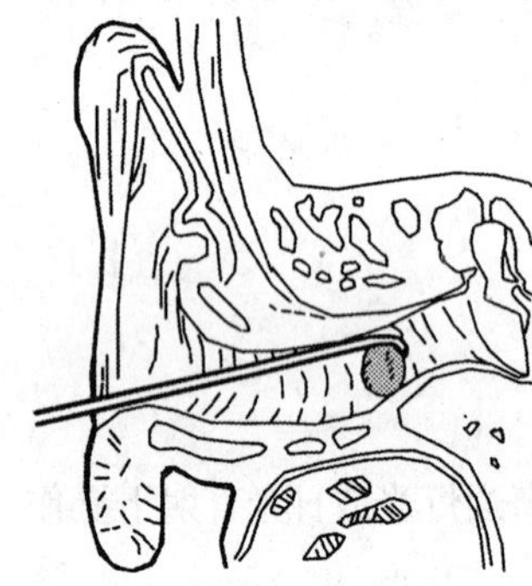

图 17-2　用耵聍钩取出耵聍

准备用物　额镜、捲棉子、耳镜、膝状镊、3% 过氧化氢溶液(双氧水)、耵聍钩、耳科专用吸引头

↓

携用物至病人床旁　查对床号,呼唤病人姓名；向病人解释冲洗的目的、方法以取得病人的配合并消除其紧张情绪；向病人说明配合要点,强调在操作中不可摇动头部,以免损伤鼓膜

↓

评　估　病人精神状况,认知及合作程度

↓

病人准备　病人取坐位

↓

取耵聍　整块耵聍用膝状镊(图 17-1)或耵聍钩(图 17-2)轻轻取出；耵聍碎屑用捲棉子清除；使用耳用小棉签蘸 3% 过氧化氢溶液清洗外耳道内的分泌物；用干棉签拭净

↓

整理用物　浸泡消毒并清洗器械

↓

洗手、记录

(五) 注意事项

1. 治疗操作时动作应轻柔,不可损伤外耳道皮肤和鼓膜。
2. 如为硬块耵聍,不易取出时,先用耵聍液使其软化,用注射器冲洗干净。

十八、外耳道滴药法

(一) 目的

治疗外耳道、鼓膜及中耳疾病。

(二) 适应证

外耳道炎、中耳炎及鼓膜炎等。

(三) 禁忌证

急性颅底骨折有脑脊液漏的病人禁用。

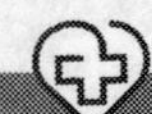

(四) 操作程序

素质要求(着装、仪表、态度)

↓

洗手、戴口罩

↓

查对医嘱

↓

准备用物　滴管及滴耳药

↓

携用物至病人床旁：
- 查对床号,呼唤病人姓名
- 向病人解释滴药的目的、方法以取得病人的配合

↓

评　估　有无头颅外伤史,如颅底骨折

↓

病人准备：
- 清洁外耳道
- 向病人讲解滴药后的注意事项,并嘱其学习、掌握

↓

滴　药：
- 嘱病人将患耳朝上,向后上方牵拉耳郭
- 沿外耳道壁将药液滴入
- 用手指按压耳屏数次(鼓膜穿孔者),促使药液进入中耳腔
- 使病人保持患耳向上5～10min

↓

整理用物

↓

洗手、记录

(五) 注意事项

1. 药液温度应与体温相近,以免滴入后病人出现眩晕。
2. 应教会病人或病人家属掌握滴药方法,以便能在家中自行滴药。

十九、外耳道冲洗法

(一) 目的

冲出外耳道深部不易取出的微小异物或已软化的耵聍栓。

(二) 适应证

外耳道异物和耵聍栓塞。

(三) 禁忌证

急、慢性化脓性中耳炎禁忌做外耳道冲洗。

（四）操作程序

素质要求（着装、仪表、态度）

↓

洗手、戴口罩

↓

查对医嘱

↓

准备用物：耳冲洗器（或 20ml 注射器）、弯盘、温生理盐水、纱布、治疗碗、棉签、额镜、耳镜

↓

携用物至病人床旁：
- 查对床号，呼唤病人姓名
- 向病人讲清冲洗目的、方法及注意事项，以取得病人的合作

↓

评　估：
- 有无头颅外伤史，如颅底骨折
- 病人合作程度

↓

病人准备：
- 摆好合适体位，取坐位，头向健侧偏斜（图 19-1）
- 如为小儿，由陪伴者协助固定，病人正对操作者
- 颈肩部围以治疗巾，耳垂下方置弯盘

↓

冲　洗：
- 冲洗器盛上温生理盐水
- 左手向后上轻拉患侧耳郭(小儿向后下方牵拉)
- 右手持冲洗器，将冲洗器头放置于外耳道的外1/3处，沿外耳道上壁轻轻加压推入冲洗液，借回流力量，将异物及耵聍冲洗出（图 19-2）
- 观察冲洗液流出情况，如是否清亮、有无耵聍等异物
- 观察病人有无面色苍白、恶心、头晕（如有反应，应停止治疗，平卧休息）

↓

冲洗完毕：
- 用棉签蘸 75% 乙醇拭干外耳道
- 检查鼓膜及外耳道情况
- 必要时（遵医嘱）用抗生素药水滴耳

↓

整理用物

↓

洗手、记录

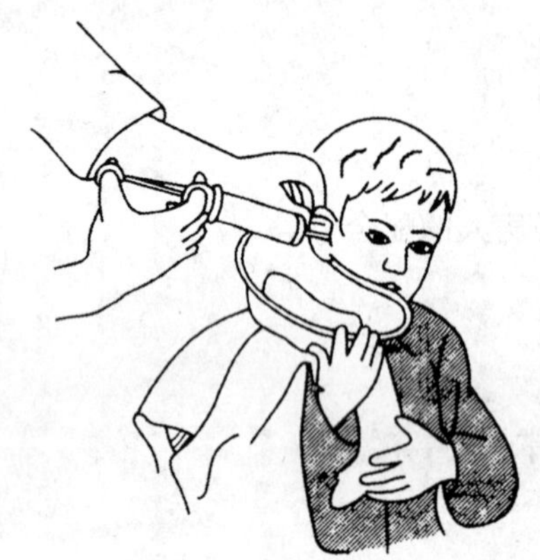

图 19-1　外耳道冲洗时体位

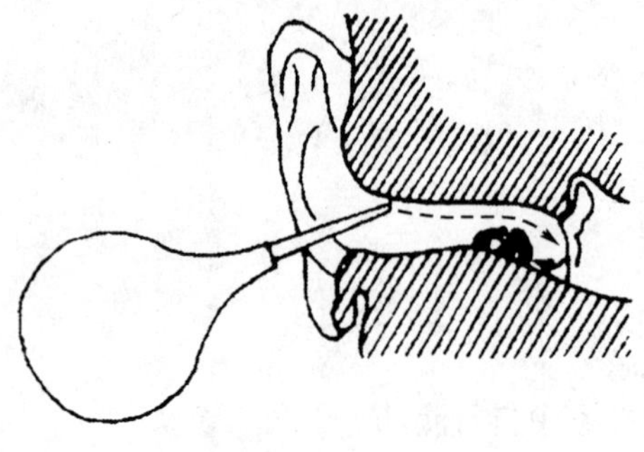

图 19-2　外耳道冲洗法

（五）注意事项

1. 冲洗液的温度应与体温相近，不可过热或过凉，过冷、过热均可引起眩晕。

2. 冲洗器头宜放置在外耳道的外 1/3 处，对着外耳道后上壁注入时，用力不可过猛，也不可将冲洗器头紧塞外耳道内，以致水不能流出而胀破鼓膜，更不能正对鼓膜冲击，以免损伤鼓膜。

3. 如为活的昆虫类异物，先用鼓膜麻醉剂滴耳，待其死亡或无活动能力后再冲洗。

4. 坚硬而嵌塞较紧的耵聍不宜取出时，先用 3%～5% 碳酸氢钠溶液软化，再冲洗。

5. 冲洗后，要认真检查外耳道及鼓膜有无损伤或病变，若存在病变，则应给予及时处理。

6. 冲洗时动作轻柔，切勿直射鼓膜，避免造成鼓膜损伤。

二十、鼓膜穿刺法

（一）目的

鼓膜（图 20-1）穿刺用于治疗中耳炎症，改善咽鼓管通气引流功能或向鼓室内注药。

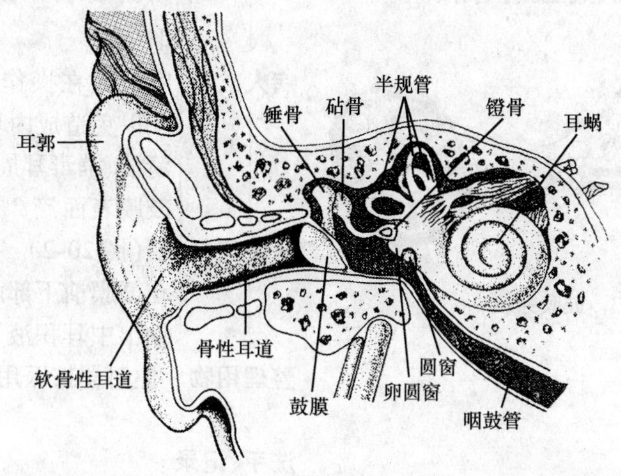

图 20-1　鼓膜

鼓膜位于鼓室与外耳道之间，中心向内凹陷，是椭圆形、半透明的薄膜，将中耳和外耳隔开

（二）适应证

1. 分泌性中耳炎。
2. 清除中耳积液。

（三）禁忌证

鼓膜已穿孔者。

（四）操作程序

素质要求（着装、仪表、态度）

↓

洗手、戴口罩

↓

查对医嘱

↓

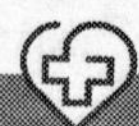

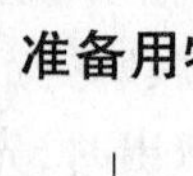

↓

准备用物：鼓膜穿刺包、1ml 或 2ml 注射器、斜面较短的 7 号针头、棉片、纱布、鼓膜麻醉剂(2% 丁卡因溶液)、药液

↓

携用物至病人床旁：
- 查对床号,呼唤病人姓名
- 向病人解释操作的目的、方法,以取得病人的配合

↓

评　估：
- 检查外耳道有无急、慢性炎症
- 鼓膜有无穿孔
- 有无麻醉药物过敏
- 病人认知、合作程度

↓

病人准备：
- 取坐位
- 嘱病人在操作中不可摇动头部,以免造成内耳的损伤

↓

鼓膜穿刺：
- 清洁、消毒耳周及外耳道皮肤
- 鼓膜表面滴 2% 丁卡因溶液麻醉(图 20-2)
- 在鼓膜前下部刺入鼓室(图 20-3)
- 抽出中耳积液,或注入治疗药物

↓

整理用物　注射器按医用垃圾处理

↓

洗手、记录

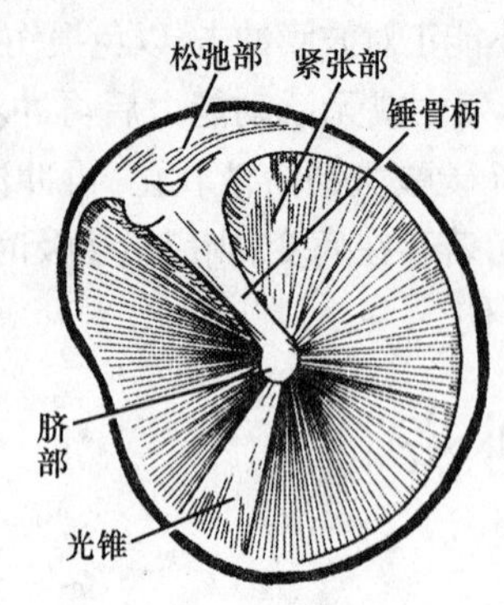

图 20-2　鼓膜

鼓膜中心向内凹陷,是椭圆形、半透明的薄膜

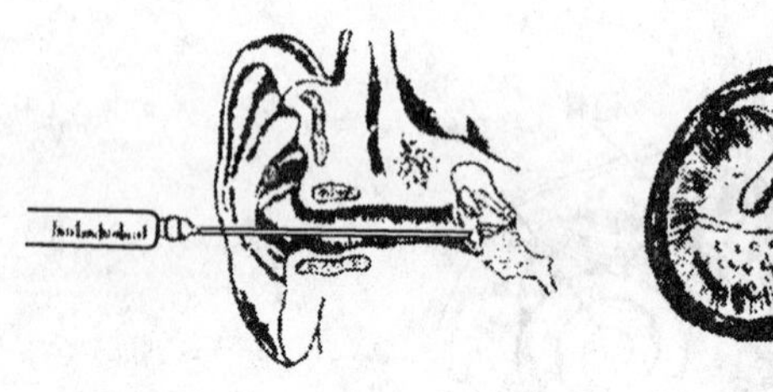

图 20-3　鼓膜穿刺

(五) 注意事项

1. 针头的方向必须与鼓膜垂直,不得向后上方倾斜,以免损伤听骨或刺入蜗窗、前庭窗。
2. 刺入鼓室后,一定要固定好针头,以防抽液时针头顺势脱出。
3. 穿刺后 3 天内禁忌滴耳,防止耳内进水。

二十一、咽鼓管吹张法

(一) 目的

咽鼓管吹张法通过规定的动作,或医务人员用简单的器械,将空气从鼻咽部的咽口,经咽鼓管吹入中耳以减轻中耳负压症状(图 21-1)。

(二) 适应证

咽鼓管狭窄、分泌性中耳炎、鼓膜内陷等。

(三) 禁忌证

1. 上呼吸道感染。

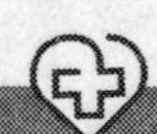

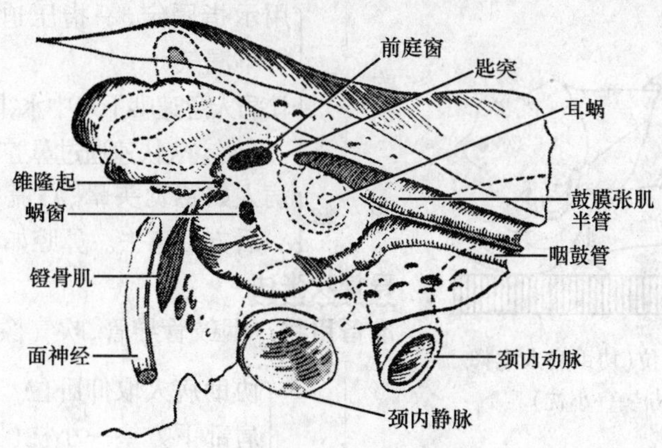

图21-1　咽鼓管纵切面

咽鼓管为一细长的管道，成人约35mm，开口于鼻咽侧壁，借其咽部的运动不断地开放，以调节和保持中耳与外界大气压的平衡，从而维持中耳功能

2. 鼻息肉，鼻腔及鼻咽部肿物，鼻前庭湿疹、溃疡。
3. 鼻出血、鼻咽部或鼻腔有肿瘤的病人。
4. 鼓膜已穿孔。

（四）操作程序

饮水通气法（波利策法）

素质要求（着装、仪表、态度）

↓

洗手、戴口罩

↓

查对医嘱

↓

准备用物　波氏球、温开水、纱布

↓

携用物至病人床旁
- 查对床号，呼唤病人姓名
- 向病人讲清检查目的、方法，以取得病人的合作

↓

评　估　了解病人有无急性上呼吸道感染

↓

病人准备
- 排净鼻腔及鼻咽部分泌物
- 端坐，头微向前

↓

吹　张
- 病人口含一小口温开水（2ml左右）
- 波氏球的橄榄头正对病人一侧前鼻孔平直塞入（不可偏斜或过深，防止碰破鼻中隔或下鼻甲前黏膜而引起出血）

↓

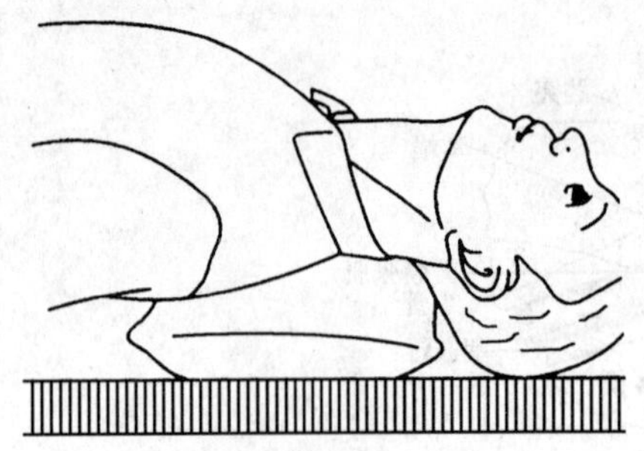
图 21-2 仰卧垂头位(协助病人取仰卧位,肩部下方垫一小枕)

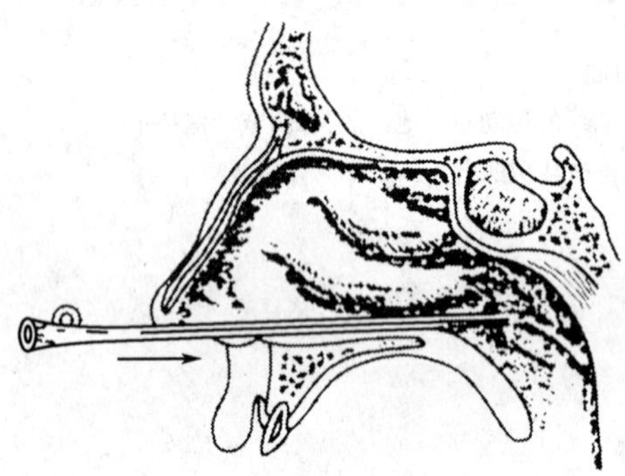
图 21-3 将导管向受试侧旋转 90°

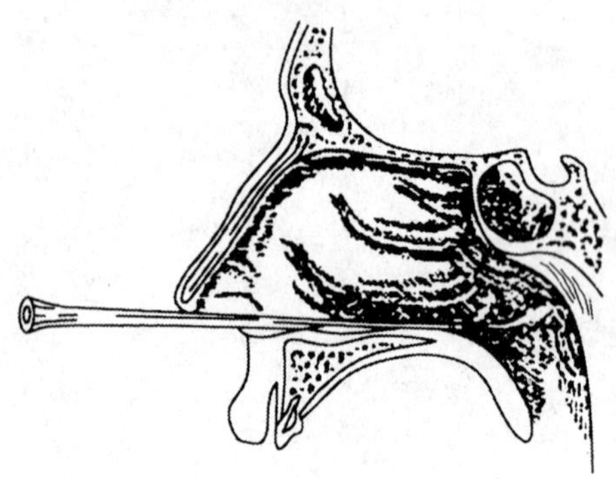
图 21-4 导管前端落入咽鼓管咽口

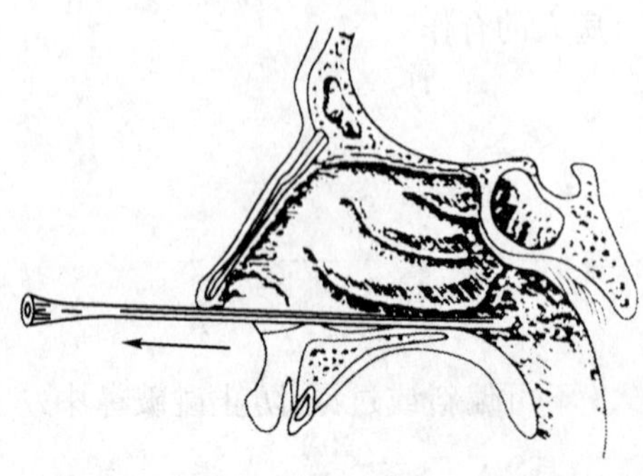
图 21-5 导管可插入咽鼓管咽口内

吹张
- 用示指固定,一指压迫对侧鼻翼,使鼻腔不漏气
- 让病人急速咽下口中水,同时迅速紧压波氏球(使空气快速通过鼻腔、咽鼓管到达中耳)

↓

观察
- 病人如感觉头晕、心慌,需休息片刻,好转后方可离去。鼻腔如有出血要及时处理

导管吹张法

准备用物 咽鼓管导管、吹气橡皮球、听诊器

↓

病人准备
- 协助病人取仰卧位
- 肩部下方垫一小枕(图 21-2)
- 将 1% 麻黄碱和 1% 丁卡因滴入鼻腔
- 15min 后坐起,病人鼻腔已通畅,面向检查者

↓

放置导管
- 将听诊器一端的橄榄头塞于受试耳的外耳道口
- 另一端塞于检查者的外耳道口
- 检查者手持导管末端,前端开口朝下插入病人的前鼻孔
- 抵达鼻咽后壁时(动作要轻柔),顺势送进(以免损伤鼻腔和咽鼓管的黏膜)
- 将导管向受试侧旋转 90°(图 21-3)
- 将导管后退(此时,导管前端落入咽鼓管咽口,图 21-4)
- 再将导管向上旋转 45°,此时导管可插入咽鼓管咽口内(图 21-5)
- 左手固定好导管,右手用橡皮球对准导管末端开口吹气数次(吹气时用力要适当,用力过猛可导致鼓膜穿孔)

↓

判断是否通畅
- 吹气同时,听气流吹入自己耳内的感觉,如听到气流通过鼓管时有轻柔的"嘘嘘"声为鼓膜的震动声,或询问病人是否有气体吹入自己耳内的感觉
- 如未听到以上的声音,表明咽鼓管堵塞或狭窄

↓

取出导管 吹张数次方可取出导管

↓

整理用物

↓

洗手、记录

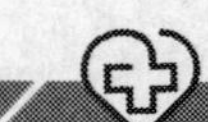

（五）注意事项

1. 波氏球的橄榄头要正对病人前鼻孔平直塞入，不可偏斜或过深，防止碰破鼻中隔或下鼻甲前黏膜而引起出血。

2. 病人口内含水不要太多，以 2ml 左右为宜，咽水时不宜太急，防止引起痉挛性呛咳。

3. 吹气力量不可过大，以免引起鼓膜穿孔。

4. 吹张时注意观察病人的面色，如病人出现面色苍白、心率加快，应立即停止吹张并帮病人平卧。

5. 吹张术后一周内鼻腔内滴入 1% 麻黄碱溶液，使鼻黏膜收缩以保持咽鼓管通畅。

6. 嘱病人避免感冒，防止黏膜水肿，堵塞咽鼓管。

7. 嘱病人多咀嚼口香糖，以保持咽鼓管功能。

二十二、滴　鼻　法

（一）目的

保持鼻腔引流通畅、使鼻腔润滑，防止干燥结痂，用于检查或治疗鼻腔、鼻窦和中耳的疾病。

（二）适应证

1. 急性或慢性鼻炎。
2. 急性或慢性鼻窦炎。

（三）禁忌证

急性颅底骨折合并有脑脊液鼻漏的病人禁忌滴鼻。

（四）操作程序

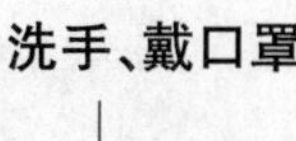

素质要求（着装、仪表、态度）

↓

洗手、戴口罩

↓

查对医嘱

↓

准备用物　滴用的药物（检查药液性质、有效期）、滴管或鼻喷器、清洁棉球或餐巾纸

↓

携用物至病人床旁 { 查对床号，呼唤病人姓名
向病人解释治疗的目的、方法，取得病人的配合

↓

评　估　了解病人有无颅脑外伤史，如脑脊液漏

↓

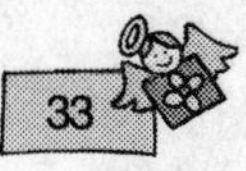

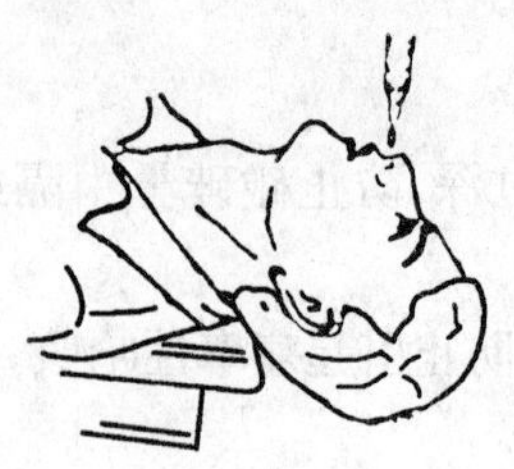

仰卧头低位

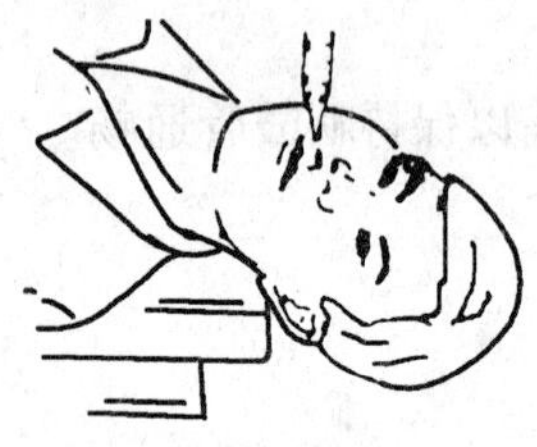

侧卧位

图 22-1 滴鼻体位

病人准备
- 检查滴药的鼻腔是否通畅
- 向病人解释操作目的、方法及操作要点,并鼓励病人学习、掌握
- 嘱病人轻轻擤出鼻腔分泌物(鼻腔内有填塞物不要擤鼻)
- 仰卧头低位:肩下垫枕头或头悬于床缘,头尽量后仰,使头部与身体呈直角,头低肩高,使鼻孔向上
- 侧卧位:肩下垫枕头或使头悬于床缘,患侧向下,头下垂(图 22-1)
- 坐位:头后仰,头稍偏向患侧

↓

滴　鼻
- 用滴管在距患侧鼻孔 1 ~2cm 处滴入药液 3 ~5 滴或用喷雾器将药液喷入鼻腔
- 交替按压鼻翼或轻轻吹气(使药液与鼻腔黏膜广泛接触)5 ~10min 后恢复正常体位
- 用棉球或纸巾擦去外流的药液

↓

整理用物　安置病人、整理床单位

↓

洗手、记录

(五) 注意事项

1. 喷雾器不得插入鼻孔、碰及鼻翼和鼻毛,以防污染。
2. 应教会病人或家属,使其能在家中自行滴药。
3. 体位要正确,滴药时勿吞咽,以免药液进入咽部而引起不适。

二十三、鼻腔冲洗法

(一) 目的

通过对鼻腔的冲洗减少鼻腔内的痂皮,利于黏膜炎症、水肿的消退;清洁鼻腔,湿润黏膜,减轻臭味。

(二) 适应证

1. 萎缩性鼻炎干痂较多者。
2. 鼻窦内镜手术后的局部治疗。

(三) 禁忌证

1. 鼻腔急性炎症禁忌冲洗。
2. 颅底骨折脑脊液鼻漏的病人禁忌冲洗。

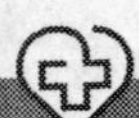

（四）操作程序

素质要求（着装、仪表、态度）

↓

洗手、戴口罩

↓

查对医嘱

↓

准备用物 { 鼻腔冲洗器或灌洗桶、脸盆、橡皮管、橄榄头、500～1000ml 温生理盐水、纱布或纸巾

↓

携用物至病人床旁 { 查对床号，呼唤病人姓名；向病人解释操作的目的、方法及操作要点，取得病人的配合，并鼓励其学习、掌握

↓

评　估 { 了解病人鼻腔有无急性炎症；有无颅底骨折引起的脑脊液漏

↓

病人准备　取坐位，头略偏斜并前倾 30°，水盆置于前方

↓

冲　洗 {
灌洗桶冲洗法：
将装有温盐水的灌洗桶悬挂于距病人头顶30～50cm 的高度处（图 23-1）
关闭输液夹
连接橄榄头与橡皮管
嘱病人头部稍低，颏下接盆，张口呼吸
将橄榄头一侧塞入患侧鼻腔
打开输液夹，嘱病人发“啊”音，并嘱病人勿吞咽
冲洗液即缓慢流入鼻腔，经前鼻孔流入后鼻孔，从另一侧鼻腔或口腔流出
一侧鼻腔冲洗后，可按上述方法冲洗对侧鼻腔
鼻腔冲洗器冲洗法（图 23-2、图 23-3）：
嘱病人张口呼吸，勿做吞咽动作
将橄榄头一端塞入病人冲洗侧鼻孔
另一端置于水中，轻捏冲洗器中段的皮球，让水缓慢流入鼻腔
冲洗后的水由另一侧鼻腔流出，流入咽部的液体嘱病人吐出

↓

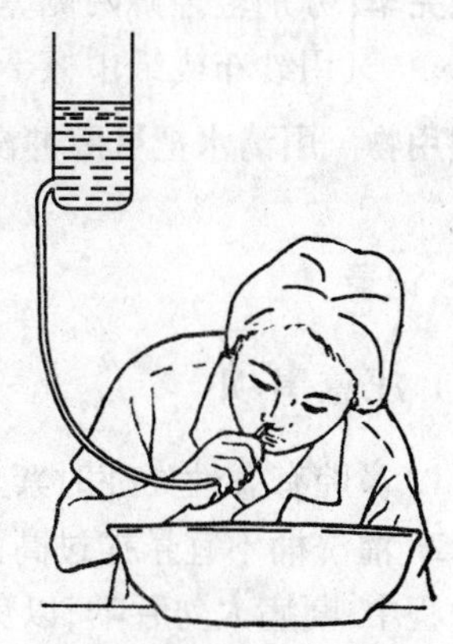

图 23-1　灌洗桶冲洗鼻腔

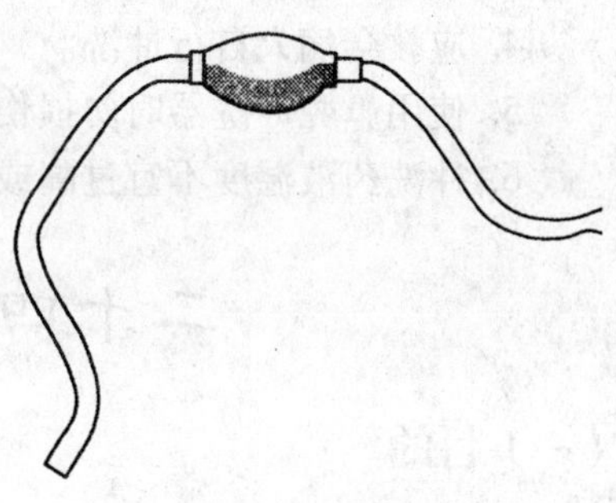

图 23-2　鼻腔冲洗器

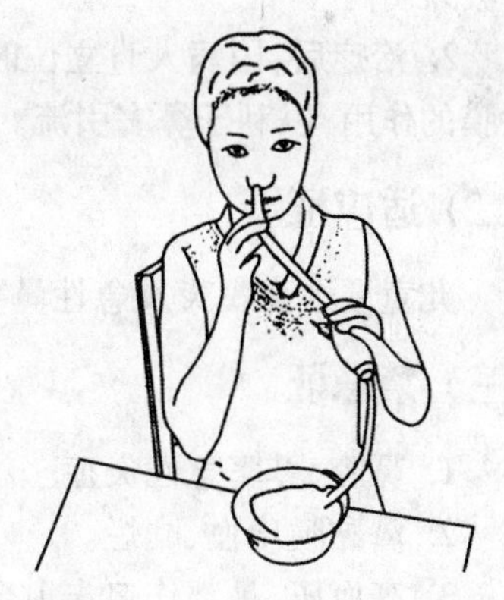

图 23-3　使用鼻腔冲洗器冲洗

↓

冲洗完毕 { 嘱病人头前倾，让鼻腔内残余液体排出；分别轻轻擤两侧鼻腔；用纱布或纸巾擦干脸部 }

↓

整理用物　用清水把鼻腔冲洗器洗干净，晾干备用（以防止细菌滋生）

↓

洗手、记录

（五）注意事项

1. 鼻腔有急性炎症时禁止冲洗。

2. 灌洗桶不宜悬挂过高而导致压力过大，以免将分泌物冲入咽鼓管，导致中耳感染；冲洗过程中，嘱病人勿吞咽，以免引起中耳炎。

3. 冲洗后，擤鼻切忌用力过猛或紧捏两侧鼻孔擤鼻而导致中耳炎，正确的擤鼻方法应压住一侧鼻孔擤对侧。

4. 应教会病人自行冲洗。

5. 使用鼻腔冲洗器时勿损伤鼻甲或鼻中隔黏膜。

6. 冲洗药液温度不宜过高或过低，冬季应将冲洗液放在温水中加热至与体温接近。

二十四、鼻窦变压置换疗法

（一）目的

1. 应用间歇吸引方法，抽出窦内空气或分泌物，使其形成负压，鼻腔内的药液则经窦口被吸入窦内。

2. 治疗后，因病人直立位时窦口甚小，药液能在窦内贮留较长时间，从而起到收敛窦口黏膜的作用，以利于鼻窦引流。

（二）适应证

儿童慢性鼻窦炎及急性鼻窦炎的全身症状消退期。

（三）禁忌证

1. 鼻腔、鼻窦急性炎症。

2. 鼻黏膜出血、糜烂。

3. 高血压、鼻部伤口未愈合者不宜行本治疗。

（四）操作程序

素质要求（着装、仪表、态度）

↓

洗手、戴口罩

↓

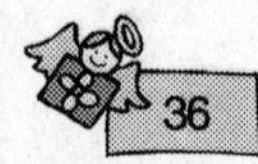

↓

查对医嘱

↓

准备用物：吸引装置、吸引管接橄榄头、换药碗、1% 麻黄碱、生理盐水或抗生素药液、镊子、纱布

↓

携用物至病人床旁：
- 查对床号，呼唤病人姓名
- 向病人解释置换疗法的作用及步骤，以取得病人的配合

↓

评　估：
- 了解病人病情，血压情况
- 病人鼻腔有无出血、糜烂、急性炎症等
- 鼻腔有无未愈合的伤口

↓

病人准备：
- 病人肩下垫一小方枕、悬垂头位，头向后仰，使下颌颏部及外耳道口连线与水平线垂直床面，鼻部低于口腔部(图 24-1)
- 两侧鼻孔滴入 1% 麻黄碱，保持 15min，使鼻腔内黏膜收缩，鼻窦窦口开放(图 24-2)

↓

鼻部滴药：每侧鼻腔先滴入冲洗液 3 ~ 5ml，以淹没所有鼻窦为度

↓

张口呼吸　张口呼吸等待数分钟

↓

吸　引：
- 开吸引器(负压小于 24kPa)
- 将橄榄头紧塞一侧鼻孔，用手压闭另一侧鼻孔(使之不漏气)
- 同时嘱病人发“开—开”的声音(使软腭上提而关闭鼻咽腔)。幼儿不能合作者，其哭泣时软腭已自动上举，封闭鼻咽部，即使不发“开—开”音，也可达治疗效果
- 启动负压吸引器，间断吸引鼻腔及鼻窦内的气体，使鼻窦形成负压(图 24-3)
- 如此双鼻孔交替进行 5 ~ 6 次，持续时间 1 ~ 2s(将鼻窦空气及脓液吸出的同时药液即进入窦内)
- 抽吸完毕，让病人休息 5min，协助病人起来(图 24-4)

↓

整理用物：
- 擦干病人脸上的水迹
- 整理用物、洗手

↓

洗手、记录

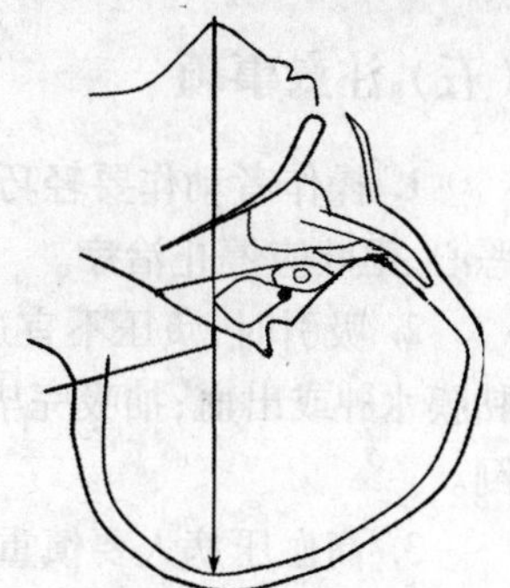
图 24-1　头部位置

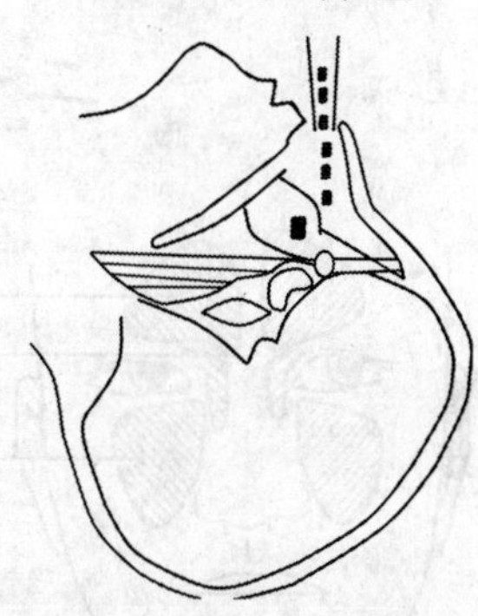
图 24-2　向鼻腔滴入冲洗液

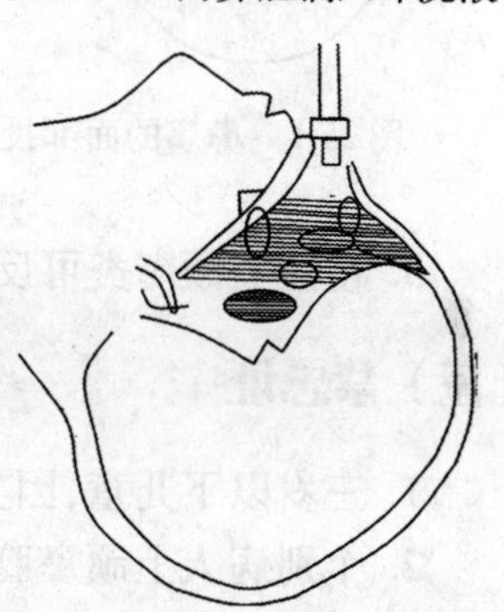
图 24-3　进行鼻窦负压置换

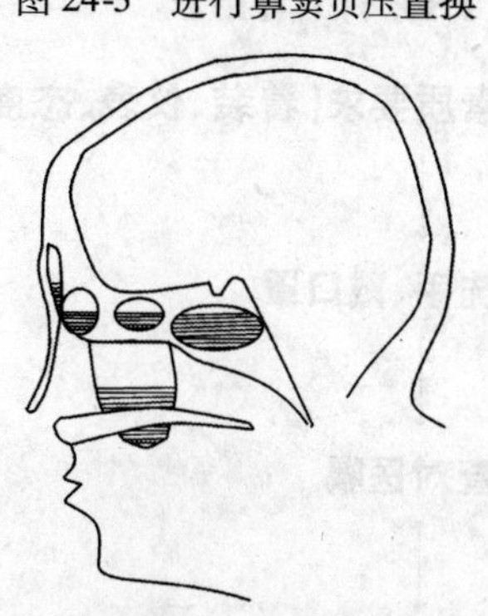
图 24-4　头直立
药液置入鼻窦内

(五) 注意事项

1. 操作者动作要轻巧,避免损伤鼻黏膜,如有出血,给予及时处理。治疗过程中,如有恶心、呕吐应停止治疗。

2. 吸引时,负压不宜过大,一般不超过 180mmHg(24kPa);抽吸时间不要过长,引起鼻黏膜水肿或出血;抽吸完毕应让病人休息 5min,再让病人起来,以防其因突然改变体位而晕倒。

3. 高血压病人要慎重使用此疗法。

4. 根据病情,每日或隔日治疗一次。

二十五、上颌窦穿刺冲洗法

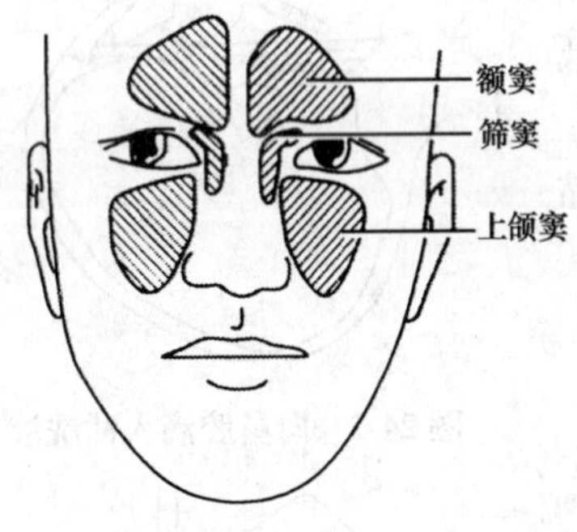

图 25-1　鼻窦的面部投影

(一) 目的

用上颌窦穿刺针从下鼻道穿入上颌窦(图 25-1),再将生理盐水或药物注入,将腔内的炎性分泌物或较小的致病物质从窦口冲出,达到诊断和治疗上颌窦疾病的目的。

(二) 适应证

1. 怀疑有上颌窦内病变可做试验性穿刺及活检。

2. 急性上颌窦炎,帮助脓液排出,可进行反复穿刺及冲洗上颌窦。

3. 慢性上颌窦炎可反复穿刺冲洗,并注入抗生素于上颌窦内。

(三) 禁忌证

1. 三岁以下儿童,因上颌窦发育过小,穿刺有危险性。

2. 个别病人上颌窦腔小,骨壁厚,不适于上颌窦穿刺。

(四) 操作程序

素质要求(着装、仪表、态度)

↓

洗手、戴口罩

↓

查对医嘱

↓

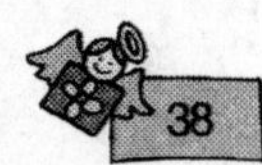

准备用物：上颌窦穿刺针、20ml注射器、捲棉子、枪状镊、1%～2%丁卡因溶液、2%麻黄碱溶液、弯盘、橡皮管及接头、干棉片、生理盐水、准备注入上颌窦腔的药物、纱布等

↓

携用物至病人床旁：
- 查对床号，呼唤病人姓名
- 向病人解释上颌窦穿刺法的目的和方法，做好解释工作，消除恐惧心理，以取得病人配合

↓

评　估：
- 了解病人病情，血压情况
- 有无麻醉药物过敏史

↓

病人准备：
- 询问病人有无对丁卡因等药物过敏史
- 取坐位
- 用2%麻黄碱棉片放于鼻腔（收缩鼻腔黏膜及鼻甲，使之引流良好）

↓

麻　醉：1%～2%丁卡因捲棉子置入下鼻道穿刺处进行黏膜麻醉，5～10min更换一次（不要离开病人，以免过敏而发生意外），麻醉时间10～15min

↓

穿　刺：
- 一只手固定病人枕部，以防头向后移（图25-2）
- 另一手拇指、中指和示指持穿刺针的下2/3，掌心顶住针柄，使针的斜面朝上，针尖距下鼻甲前端约1.5cm处，针尖指向同侧外眦
- 轻轻旋转式刺入上颌窦（动作要稳、准），进入窦腔时常有一穿透骨壁的声音和落空感（图25-3）

↓

抽　吸：
- 刺入后，进行抽吸（若有空气或脓液吸出，证明针已进入窦内）嘱病人头向前倾、略低，做张口呼吸
- 以温生理盐水冲洗，并嘱病人用手压冲洗对侧鼻腔、轻轻擤鼻，反复冲洗至水清脓净为止（图25-4）
- 冲洗后，若窦内有脓液，拔针前窦腔内应注入抗生素（遵医嘱）

↓

拔出穿刺针：
- 拔出穿刺针
- 下鼻道用棉片填塞止血（图25-5），10～15min后取出

↓

整理用物　注射器按医用垃圾处理

↓

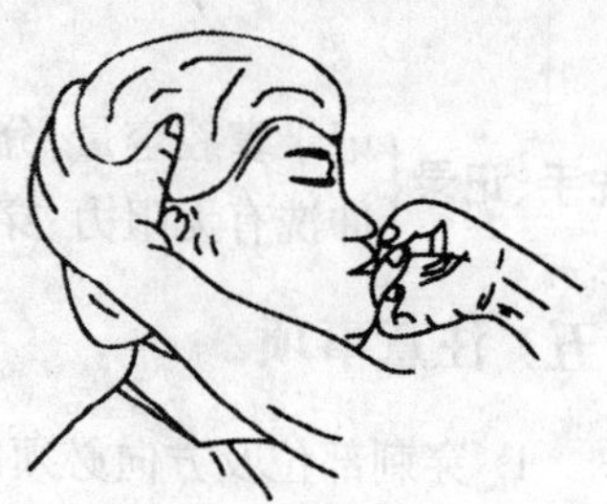

图25-2　头部固定

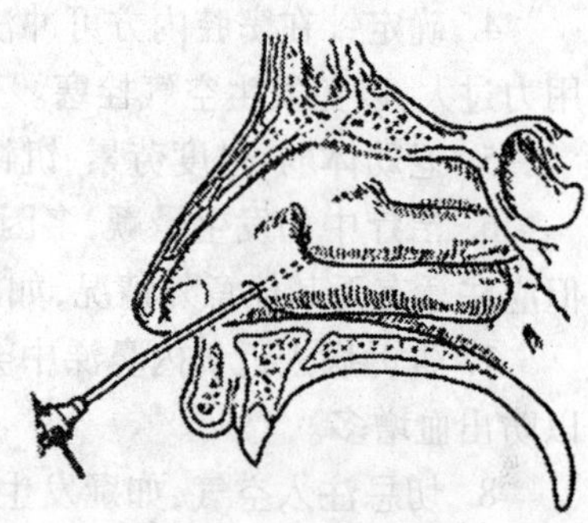

图25-3　上颌窦穿刺

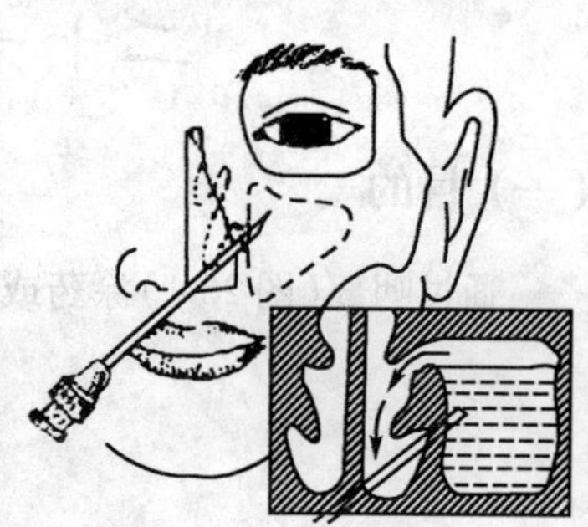

图25-4　上颌窦穿刺冲洗法

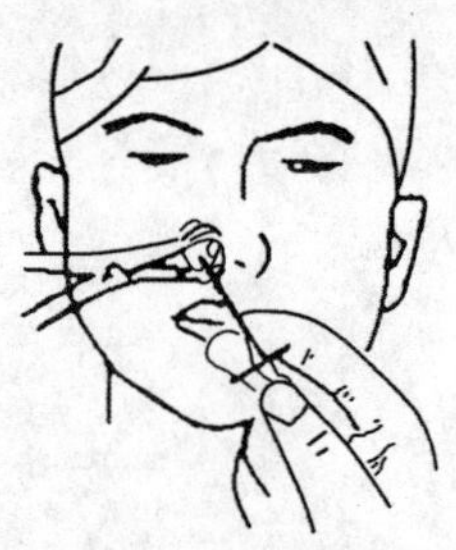

图25-5　填塞止血

↓

洗手、记录{记录窦腔容量，分泌物的量及性质
冲洗有无阻力、穿刺程度（分析病情和确定进一步治疗方案）

（五）注意事项

1. 穿刺部位及方向必须准确，手持穿刺针必须把持稳固，不能滑动。

2. 旋转进针时勿用力过猛，注意方向与力量的控制。

3. 针刺入窦内后，必须用注射器先抽吸，若阻力大或见回血，应终止操作。

4. 确定针在窦腔内方可冲洗，未确定已穿入窦内之前，不要随意灌水冲洗，冲洗时不可用力过大，以免发生空气栓塞。

5. 老幼体弱、过度劳累、饥饿、高血压、心脏病等暂缓穿刺。

6. 治疗中如发生晕厥，多因精神紧张、疼痛或空腹之故。一般在平卧片刻后即可恢复，但应注意有无其他意外情况，如麻醉药物过敏、反射性休克、气栓形成等。

7. 告诉病人近日内鼻涕中会有少量血丝为正常反应，不必紧张，并告之勿用力擤鼻涕，以防出血增多。

8. 切忌注入空气，如疑发生气栓，应置病人头低位和左侧卧位，并立即给氧及其他急救措施。

二十六、咽部涂药及吹药法

（一）目的

通过咽部（图 26-1）涂药或吹药达到局部抗炎、止痛、收敛、湿润及麻醉的目的。

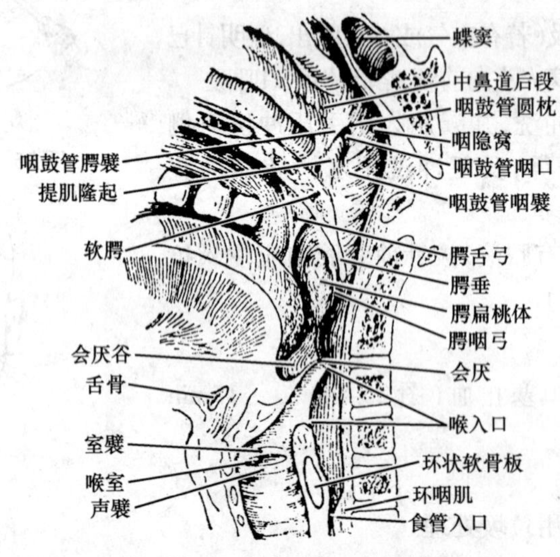

图 26-1　咽的矢状剖内面观

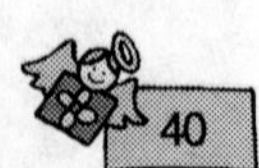

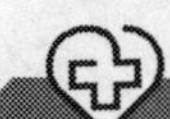

（二）适应证

急、慢性咽炎。

（三）禁忌证

无禁忌证。

（四）操作程序

素质要求（着装、仪表、态度）

↓

洗手、戴口罩

↓

查对医嘱

↓

准备用物：压舌板、咽喉捲棉子或长棉签，喷粉器及各种治疗用药，如20%硝酸银溶液、碘甘油、吹喉散或冰硼散等

↓

携用物至病人床旁：
- 查对床号，呼唤病人姓名
- 向病人解释操作的目的、方法及操作要点，以取得病人的配合，并鼓励病人学习、掌握

↓

评　估　了解病人咽部敏感度及病人配合程度

↓

病人准备　病人坐位，对准光线

↓

涂（喷）药：
- 用压舌板将舌压低，充分暴露咽部（图26-2）
- 用棉签或捲棉子将药直接涂布于病变处
- 或用喷粉器直接喷于咽部

↓

整理用物　清洗并消毒器械

↓

洗手、记录

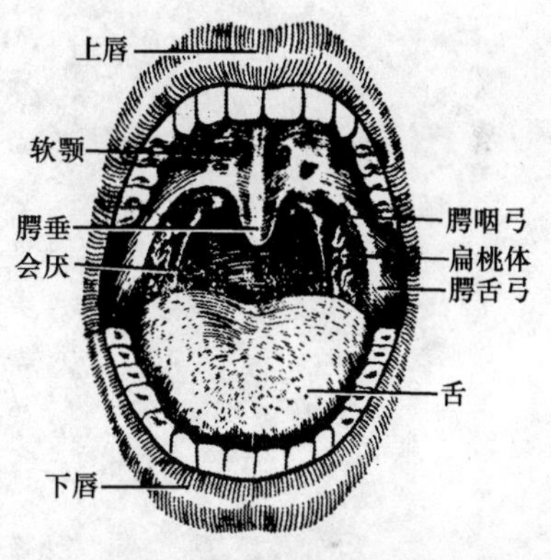

图26-2　口咽部

口咽位于鼻咽以下，舌骨沿线以上部分，一般称咽，即口咽部。咽峡上方由腭垂和软腭游离缘，下由舌背以及两侧腭舌弓和腭咽弓围成的环行狭窄部分，咽部涂药或吹药多指咽峡

（五）注意事项

1. 涂药时，棉签上的棉花应缠紧，以免脱落。

2. 所蘸药液（尤其是腐蚀性药液）不宜过多、过湿，以免流入病人喉部造成黏膜损伤甚至喉痉挛。

3. 长期需用药者，应教会病人或家属在家自行用药。

4. 压舌板不可压舌根部，喷雾头应避免碰到咽壁，以免引起恶心、呕吐。

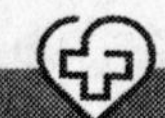

二十七、蒸汽或雾化吸入法

(一) 目的

利用蒸汽或雾化的方法将药物汽化并附着于咽部,而起到局部治疗作用。

(二) 适应证

急、慢性咽炎,喉炎,气管支气管炎,全喉切除术、气管切除术后。

(三) 禁忌证

无禁忌证。

(四) 操作程序

素质要求(着装、仪表、态度)
↓
洗手、戴口罩
↓
查对医嘱
↓
准备用物
- 热水杯或蒸汽吸入器、雾化器或超声雾化器和各种治疗用药
- 如薄荷酯、复方安息香酊、抗生素及糖皮质激素等

↓
携用物至病人床旁
- 查对床号,呼唤病人姓名
- 向病人解释吸入的目的、方法及操作要点,并鼓励病人学习、掌握,教会病人张口深吸气的方法

↓
评　估
- 了解病人病情
- 病人认知情况、配合程度

↓
病人准备　根据病人情况采取卧位或坐位
↓
吸　入
- 将药液滴于杯内热水中,或滴入蒸汽吸入器或雾化吸入器内
- 嘱病人对准气流,张口深呼吸(图 27-1),直至吸完蒸汽或雾化器内的药液(一般每日一次,5~6 次为一疗程)

↓

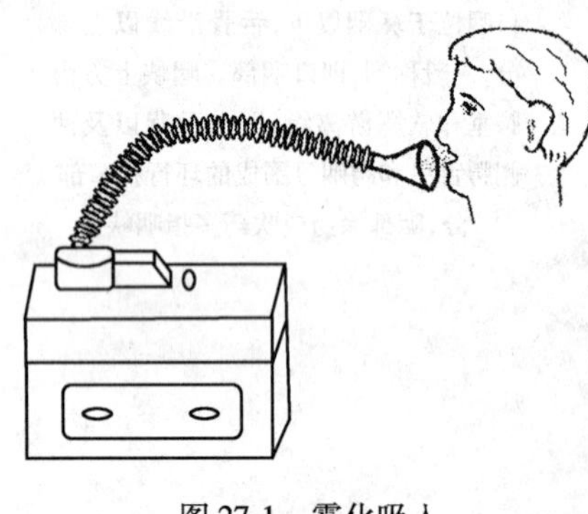
图 27-1　雾化吸入

↓

整理用物

↓

洗手、记录

（五）注意事项

1. 蒸汽的温度不可太高，以免烫伤。
2. 气管切开的病人，蒸汽应从套管管口吸入。
3. 治疗结束后应稍休息片刻后再活动，以免受凉或因过度换气而头晕。
4. 水槽和雾化罐切忌加温水或热水。

二十八、鼻部备皮法

（一）目的

将双侧鼻前庭鼻毛剃除干净，确保术腔视野清楚，为鼻内镜手术做准备。

（二）适应证

鼻腔及鼻窦手术术前准备。

（三）操作程序

素质要求（着装、仪表、态度）

↓

洗手、戴口罩

↓

查对医嘱

↓

用物准备｛鼻毛器、下鼻甲剪刀、红霉素眼药膏、手电筒（图28-1）、棉签

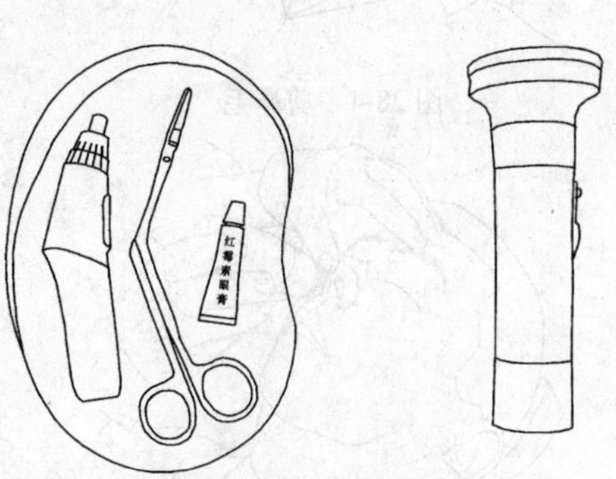

图28-1　鼻部备皮用物

↓

携用物至病人床旁｛查对床号，呼唤病人姓名
向病人解释鼻腔备皮的目的、方法、注意事项，以取得病人的合作

↓

评　估　鼻腔内有无炎症、有无肿物等

↓

病人准备　协助病人取坐位，头后仰，鼻孔朝向光源

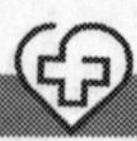

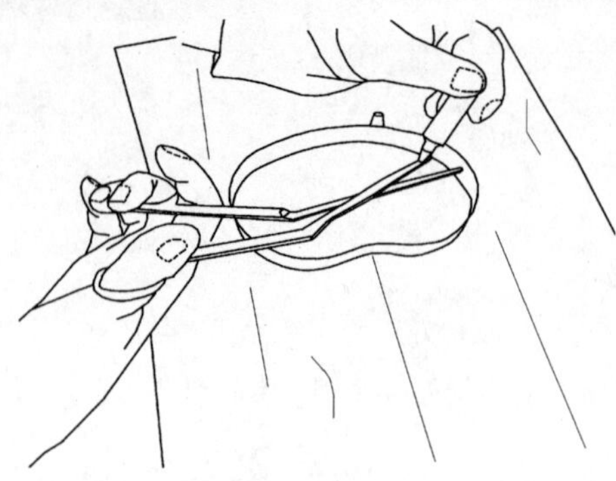

图 28-2 刀刃上药膏

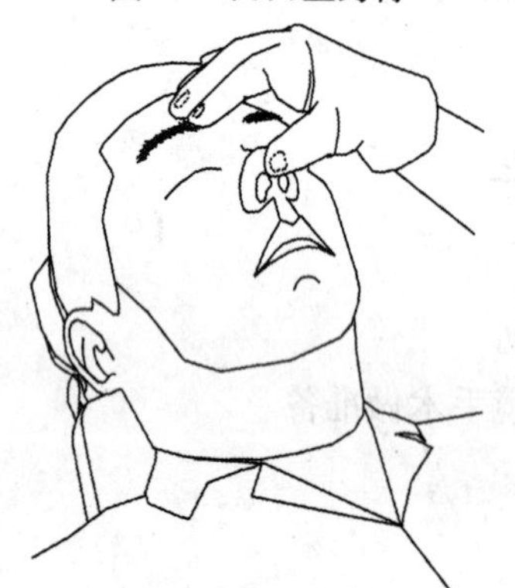

图 28-3 暴露鼻前庭

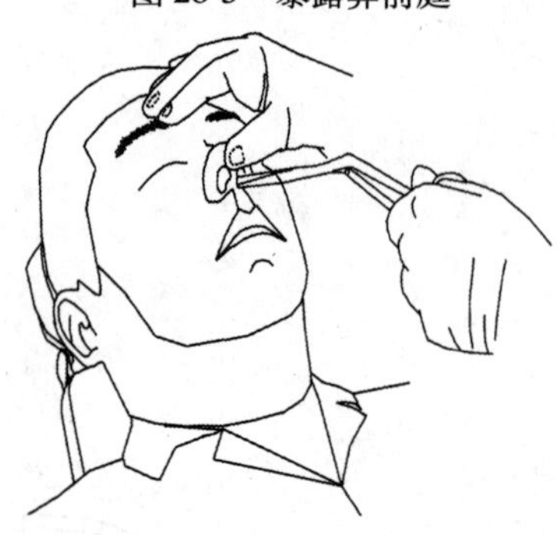

图 28-4 剪鼻毛

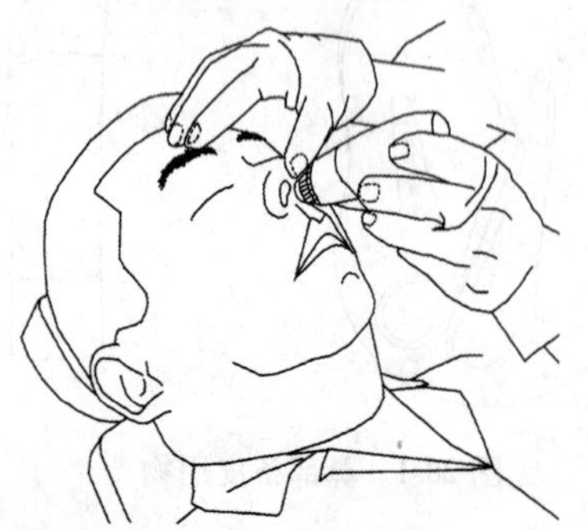

图 28-5 用鼻毛器剪除鼻毛

下鼻甲剪刀剪除鼻毛法

刀刃上涂药膏：涂红霉素眼药膏在下鼻甲剪的刀刃上(以便剪下的鼻毛粘在其上,不致被吸入呼吸道,又可直接涂于局部,以防止划破鼻前庭黏膜而造成感染)(图 28-2)

↓

暴露鼻前庭：用一手拇指将病人鼻尖轻轻向上抬起,暴露鼻前庭,其余手指固定于病人额部(图 28-3)

↓

剪鼻毛：另一手持剪,凸面贴近鼻前庭皮肤,沿鼻毛根部剪断鼻毛,注意勿损伤皮肤及黏膜(图 28-4)

鼻毛器剪除鼻毛

暴露鼻前庭 方法同上

↓

剪鼻毛：
- 打开鼻毛器(鼻毛器的前端紧贴病人皮肤)
- 先上后下,剔除病人鼻腔内鼻毛(图 28-5)

↓

检查鼻腔情况：用手电筒检查鼻毛是否剔除干净,清除病人残余鼻毛

↓

整理用物：
- 将废弃物弃于医用垃圾桶
- 用乙醇擦拭消毒下鼻甲剪刀
- 鼻毛器的消毒:分离鼻毛器,乙醇擦拭消毒鼻毛器柄部
- 用小毛刷刷干净刀头的鼻毛,后放入 75% 乙醇溶液里浸泡 15min,擦拭干净后待用(图 28-6)

↓

洗手、记录

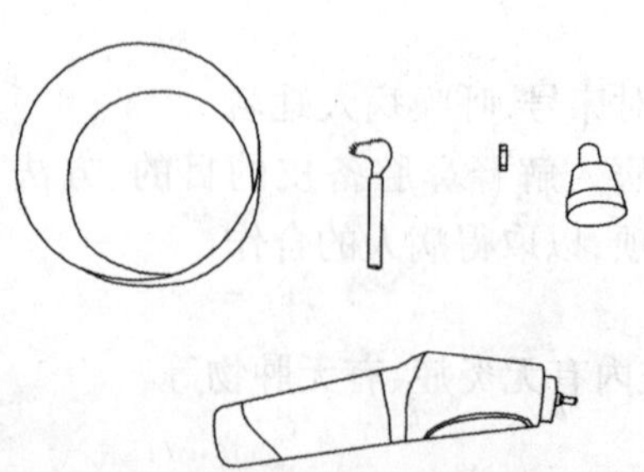

图 28-6 鼻毛器的消毒

鼻毛器需分离后清洗消毒

（四）注意事项

1. 使用下鼻甲剪刀剪鼻毛时应注意动作要轻巧，避免损伤病人鼻腔黏膜。

2. 使用鼻毛器备皮时，鼻毛器应在鼻腔里旋转剔除，以便将鼻前庭各个部位的鼻毛剔除干净。

二十九、更换颈部负压吸引

（一）目的

1. 引流出颈部伤口的渗血及渗液。
2. 促进颈部伤口愈合。
3. 利于观察伤口渗血情况。

（二）适应证

颈部淋巴结清扫术后。

（三）操作程序

素质要求（着装、仪表、态度）

↓

洗手、戴口罩

↓

查对医嘱

↓

准备用物｛止血钳 1 把、一次性负压吸引器 1 个（检查失效期，有无破损、漏气）

↓

携用物至病人床旁｛
- 查对床号，呼唤病人姓名
- 向病人解释更换负压引流的作用及步骤，以取得病人的配合

↓

评　估｛
- 了解病人生命体征情况
- 颈部有无肿胀，呼吸有无受阻
- 局部伤口敷料情况、有无血迹

↓

病人准备　病人平卧位或侧卧位

↓

取下引流器｛
- 用止血钳将留置于病人颈部的引流管夹闭
- 从引流管连接处取下负压吸引器（图 29-1）
- 将分离管（远端）内的引流液滴在引流瓶内（图 29-2）
- 用注射器抽取伤口液体并计量后置污物盘内

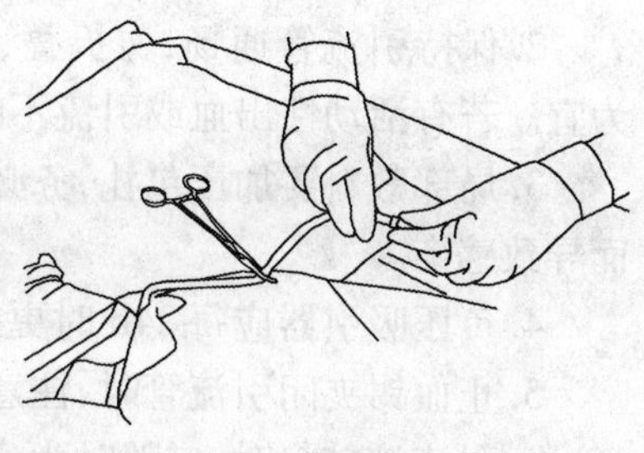

图 29-1　从引流管连接处取下负压吸引器

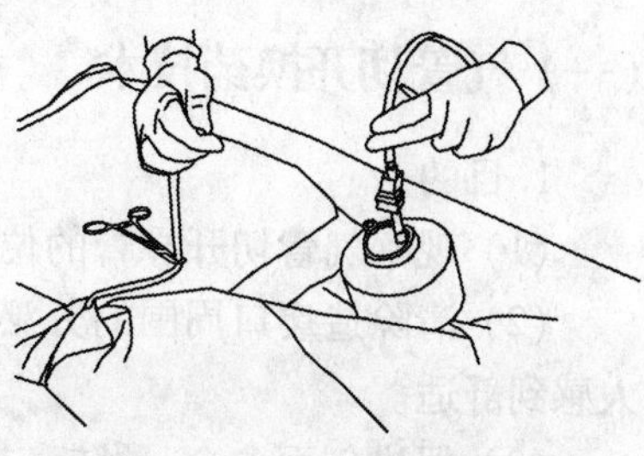

图 29-2　将分离管（远端）内的引流液滴在引流瓶内

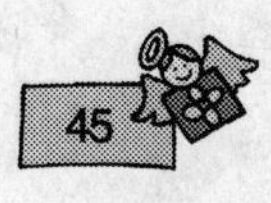

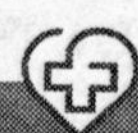

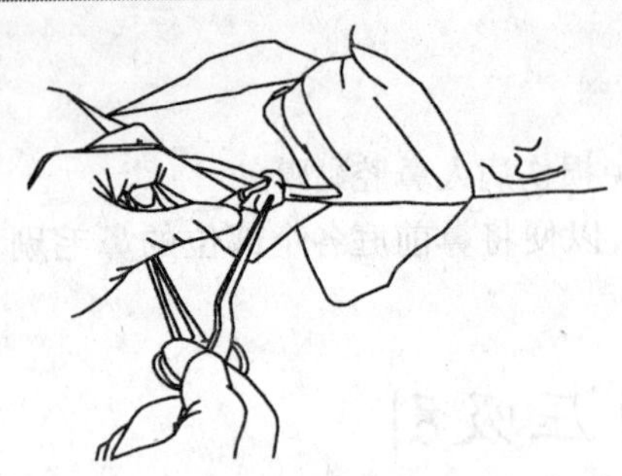
图 29-3　用 75% 乙醇棉球消毒引流管接头

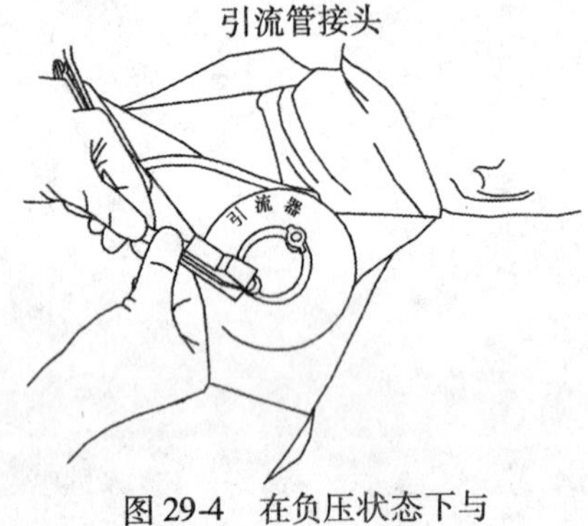

图 29-4　在负压状态下与引流管连接牢固

更换负压吸引器
- 用75%乙醇棉球消毒引流管接头（图 29-3）
- 将新负压吸引器入口端的塞子拔开，使其在负压状态下与引流管连接牢固（同时检查出口端是否封闭，有无漏气）（图 29-4）
- 松开止血钳，有引流液缓缓流入吸引器内（注意连接时双手不要污染引流管口及引流器入口）
- 用胶布将负压吸引器固定于妥善部位（注意负压吸引器要低于病人身体，以防引流液倒流污染伤口）

↓

观　察　观察引流液的颜色、量、性质，保持引流管通畅

↓

整理用物　负压吸引器；注射器弃入医疗垃圾桶

↓

洗手、记录　记录引流是否通畅；引流液的性质、量

(四) 注意事项

1. 待全麻病人清醒后，可抬高床头或取半卧位，有利于颈部负压引流。

2. 保持引流管通畅，勿折叠、挤压、脱落，每日测量引流液量，总量每日以不超过 200ml 为宜。若有活动性出血或引流不畅应及时报告医生。

3. 局部敷料要加压包扎，务必保持服帖、勿松散，以免出现死腔而使皮瓣浮起，渗液积留而导致感染。

4. 负压吸引器应每 24h 时更换 1 次。

5. 止血钳夹闭引流管时，注意有无漏气。负压吸引器应始终保持负压状态。

6. 引流液较多时，应随时为病人更换吸引器，更换时严格无菌操作，并保持负压状态。

三十、气管切开术后的护理

(一) 气管切开换药技术

1. 目的

(1) 观察气管切开导管的位置、伤口恢复情况。

(2) 清除造瘘口周围的分泌物，保持创面清洁，减少分泌物的刺激，保持局部干燥，使病人感到舒适。

(3) 促进创面愈合，预防和控制气管切开伤口感染。

2. 适应证　气管切开术后。

3. 操作程序

素质要求(着装、仪表、态度)

↓

洗手、戴口罩

↓

查 对

↓

准备用物：换药包1个：无菌弯盘2个、无菌镊子2把、无菌剪刀1把、根据伤口情况准备无菌中纱数块(其中一块纱布剪成Y字形)、生理盐水及75%乙醇棉球适量、一次性无菌小油纱1块(5cm×15cm)

↓

携用物到病人床旁：
- 查对床号，呼唤病人姓名
- 向病人做好解释，讲明换药目的、方法，以取得病人的配合

↓

评 估：
- 评估病人的病情、意识、活动度及配合程度
- 气管切开伤口情况，套管有无脱出迹象
- 评估病房环境，有无扬尘性操作

↓

病人准备：
- 病人去枕平卧位，充分暴露颈部，去除导联线等(使操作视野清晰)
- 充分吸痰，并观察气道是否通畅，防止换药时痰液外溢污染

↓

检查套管：
- 检查气管切开套管位置是否居中，气囊是否充盈
- 固定带松紧是否适宜(防止操作过程中因牵拉而使导管脱出)

↓

取下敷料：
- 病人胸前铺治疗巾
- 用一把镊子取出病人气管切开处的喉垫(观察颜色)，置于空弯盘中
- 观察气管切开伤口有无红肿、分泌物以及皮下气肿

↓

换 药：
- 新鲜伤口：用75%乙醇棉球擦拭伤口缝线及周围皮肤，顺序是从内向外
- 窦道形成：先用止血钳夹取乙醇棉球由外向内依次消毒皮肤，直至套管柄周围，消毒面积为切口周围15cm^2(遵循先高侧、远侧，后近侧、下侧的原则)(图30-1、图30-2)
- 用生理盐水棉球擦净套管柄上的分泌物(图30-3)，将擦拭过的污染棉球放入空弯盘中

↓

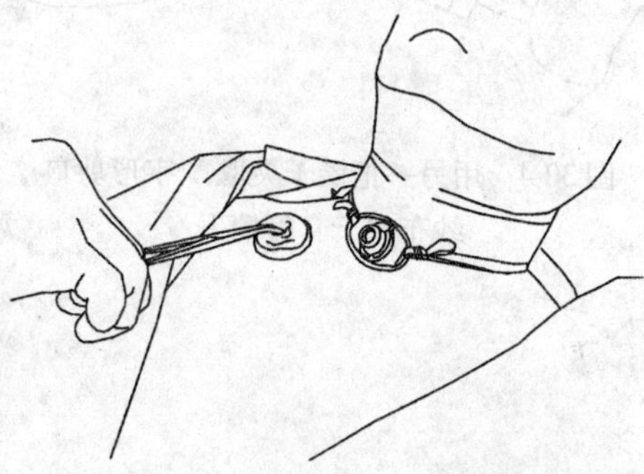

图30-1 换药消毒原则：先高侧、远侧

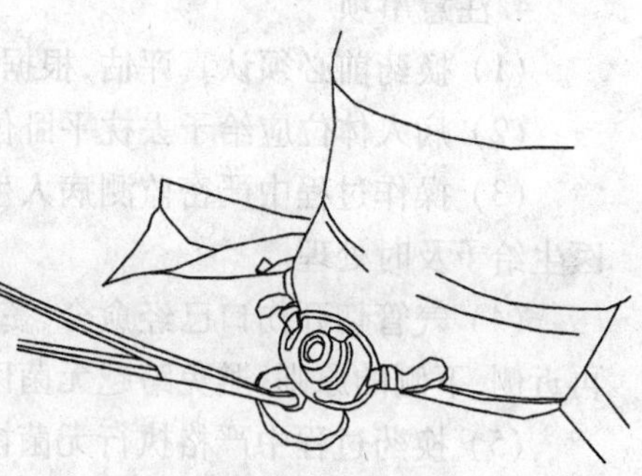

图30-2 换药消毒原则：后近侧、下侧

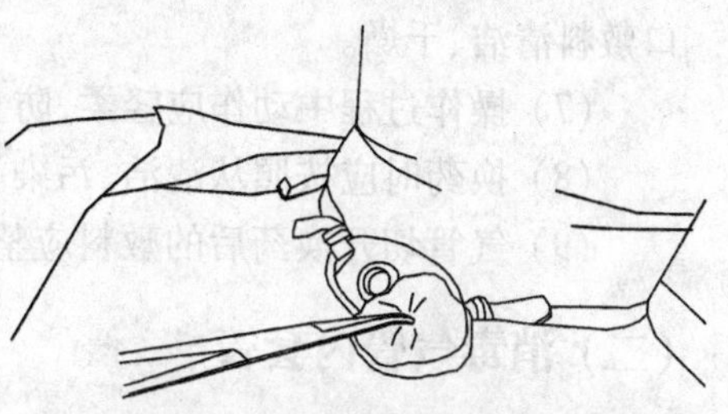

图30-3 用生理盐水棉球擦净套管柄上的分泌物

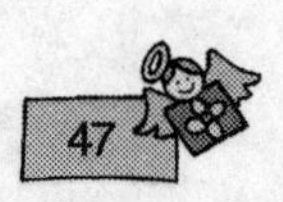

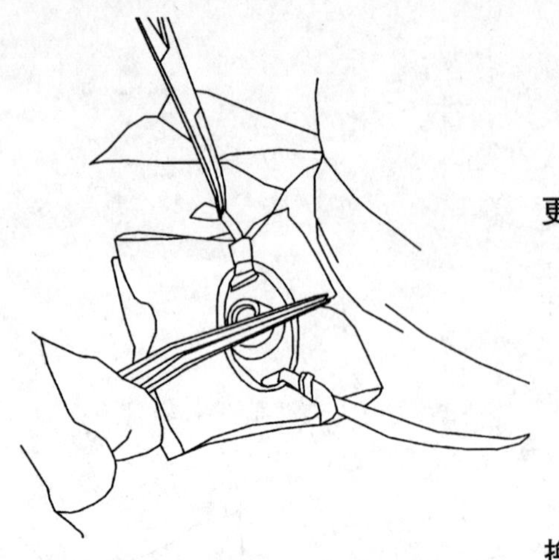
图 30-4　用另一把镊子夹取 Y 字形剪口纱布垫于套管柄下

更换喉垫
- 新鲜伤口:用另一把镊子将无菌小油纱包绕覆盖气管切开套管周围皮肤,再将剪成 Y 字形口的无菌纱布覆盖于气管切开伤口上
- 窦道形成:用另一把镊子夹取 Y 字形剪口纱布垫于套管柄下(动作要轻柔,以免引起呛咳反应,图 30-4)
- 用胶布固定
- 调节套管系带松紧度,以伸进一手指为宜

↓

换药后
- 再次检查气管切开套管位置是否居中
- 气囊是否充盈,固定带松紧度是否适宜,必要时给予吸痰
- 使病人体位舒适
- 再次查对

↓

整理用物
- 整理用物
- 换药器械浸泡、消毒、清洗、擦干
- 如为一次性换药器械则弃入医用垃圾桶

↓

洗手、记录

4. 注意事项

(1) 换药前必须认真评估,根据病人气管切开伤口情况选择敷料的数量。

(2) 病人体位应给予去枕平卧位,头后仰,但也应根据病人耐受程度采取适当卧位。

(3) 操作过程中严密监测病人生命体征及病情变化,如出现异常应立即停止操作,通知医生给予及时处理。

(4) 气管切开伤口已经愈合,窦道已经形成后,换药消毒皮肤时,应遵循先高侧、远侧,再近侧、下侧的原则,避免跨越无菌区。

(5) 换药过程中严格执行无菌操作,保持双手持镊法,左手镊子相对无菌,右手镊子接触伤口,接触病人的镊子不可直接接触敷料,消毒用棉球不可过湿。

(6) 气管切开换药,每日至少一次,如渗出液较多或痰液污染纱布,应及时换药,保持伤口敷料清洁、干燥。

(7) 操作过程中动作应轻柔,防止过分牵拉管道而引起病人不适感或脱管。

(8) 换药时应按照从清洁、污染、感染、特殊感染的原则进行,避免交叉感染。

(9) 气管切开换药后的敷料应整洁、美观。

(二) 消毒气管内套管

1. 目的

(1) 防止黏稠痰液堵塞套管,引起呼吸不畅。

(2) 防止痰液积聚,引起呼吸道感染。

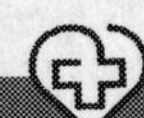

（3）保持呼吸道清洁，防止感染。

2. 适应证　气管切开术后。

3. 操作程序

素质要求（着装、仪表、态度）

↓

洗手、戴口罩

↓

查对医嘱

↓

准备用物：生理盐水、毛刷、万福金安消毒液、浓度为0.1%的84消毒液罐（图30-5）

↓

携用物至病人床旁：
- 查对床号，呼唤病人姓名
- 向病人解释消毒气管内套管的作用及步骤，以取得病人的配合

↓

评　估：
- 评估病人的病情、意识、活动度及配合程度
- 气管切开伤口情况，套管有无脱出迹象
- 病人套管型号并做标记

↓

病人准备：
- 病人取仰卧位或半卧位
- 充分暴露颈部

↓

消　毒：
- 带无菌手套，用一手按住外套管，一手顺其弧度取下内管
- 浸泡在0.1%的84消毒液罐内浸泡10min
- 用清水及毛刷将套管内外刷洗干净（图30-6）
- 浸泡在万福金安消毒液中10～15min
- 用生理盐水冲洗套管
- 卡住外套管，弧度向下为病人戴管（图30-7）
- 固定内套管

图30-5　消毒气管内套管用物

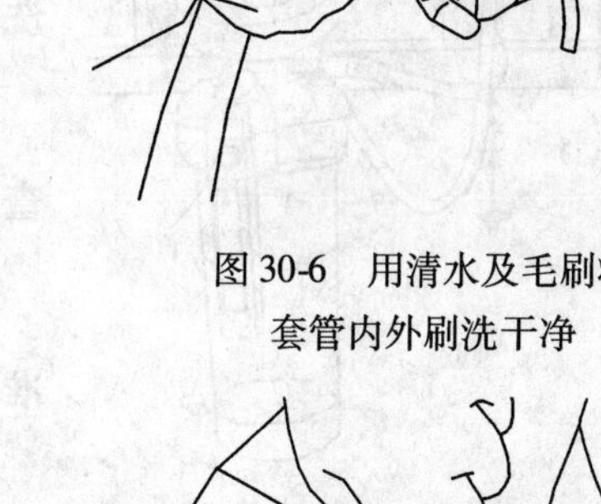

图30-6　用清水及毛刷将套管内外刷洗干净

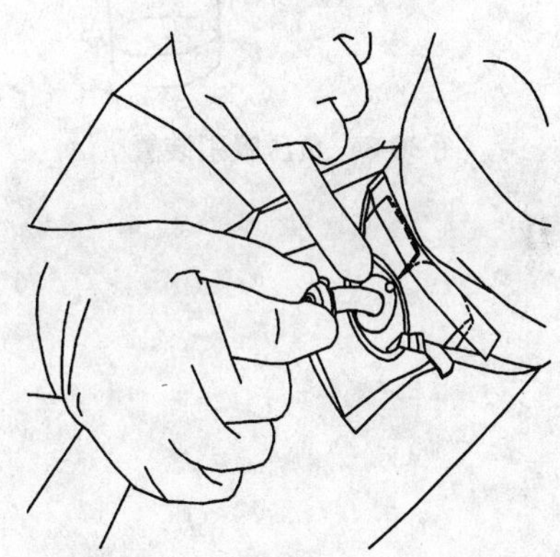

图30-7　弧度向下为病人戴管

4. 注意事项

（1）摘管时，要一手按住外套管，一手顺其弧度取下内管。

（2）戴管时，要卡住外套管，以免将内管脱出。

（3）消毒完毕后，应及时为病人带好内管，不宜取出时间过长，否则外管内分泌物干结，内管不易再放入。

（4）内套管4～6h消毒1次，当天手术者及小儿应夜间12点再消毒一次。

（5）堵管的病人每日消毒内套管一次。

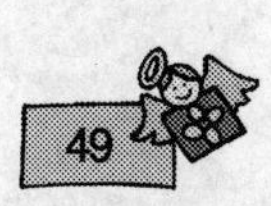

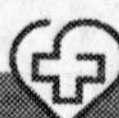

(6) 每个病人的气管套管应独立使用消毒容器浸泡消毒，严禁多个病人套管混于一个容器内消毒，避免交叉感染。

(三) 经气管套管吸痰法

1. 目的

(1) 观察分泌物颜色、性质、量。

(2) 防止痰液堵塞套管。

(3) 缓解病人的呼吸困难。

(4) 保持病人的呼吸道清洁。

(5) 防止肺部感染。

2. 适应证　气管切开术后。

3. 操作程序

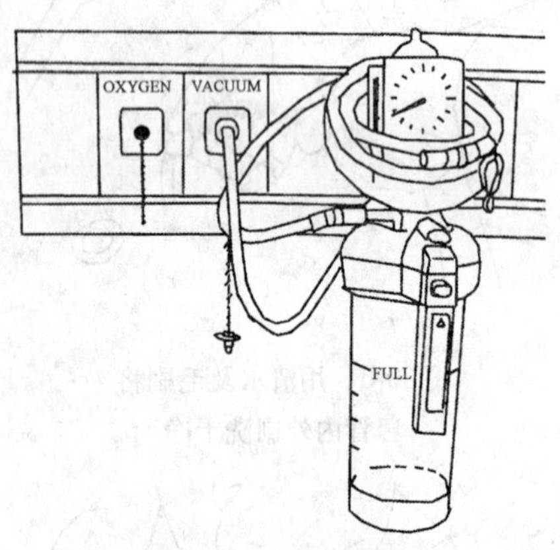

图 30-8　负压吸引装置

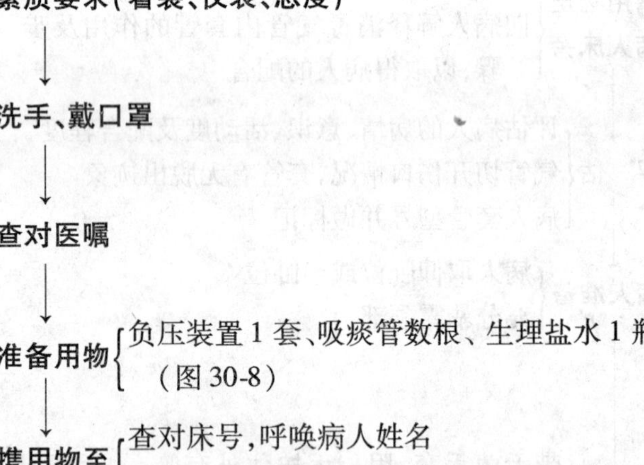

素质要求(着装、仪表、态度)

↓

洗手、戴口罩

↓

查对医嘱

↓

准备用物
- 负压装置1套、吸痰管数根、生理盐水1瓶（图 30-8）

↓

携用物至病人床旁
- 查对床号，呼唤病人姓名
- 向病人解释经气管套管吸痰的作用及步骤，以取得病人的配合

↓

评　估
- 病人病情、呼吸情况、呼吸监测指标、有无吸痰指征
- 病人合作程度
- 操作环境、负压吸引装置

↓

吸痰前准备
- 病人平卧位或半坐卧位
- 检查吸痰装置是否连接紧密、压力是否适宜
- 检查负压引流管的长度，打开负压
- 如使用呼吸机时，则要评估呼吸机条件
- 再次观察病人的监测指标

↓

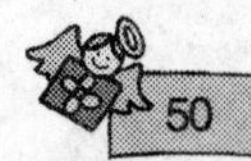

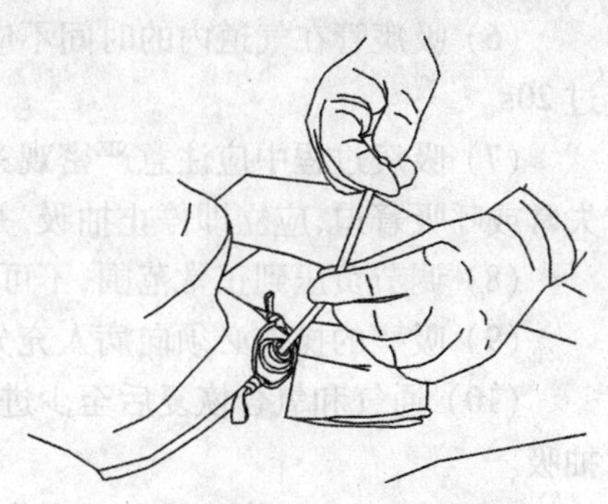

图30-9　在没有负压的状态下，将吸痰管缓慢放入气管套管

吸　痰
- 检查吸痰管的包装及有效期，打开吸痰管，戴手套
- 无菌操作拿取吸痰管，避免污染
- 将吸痰管与负压引流管连接
- 脱开呼吸机与气管套管连接处（注意保护接口处，避免污染）
- 在没有负压的状态下，将吸痰管缓慢放入气管套管内大约5cm深度（至气管分叉处时向上提出1cm）（图30-9）
- 开放负压，边旋转边向上提拉吸痰管
- 如遇有痰多处可原地旋转直至痰液吸除干净
- 吸痰时间≤15s
- 如痰液黏稠，可先为病人叩背，并可在套管内加少许生理盐水（稀释痰液，以利于痰液吸出）

↓

吸痰期间的观察　吸痰过程中应密切观察病人的病情变化

↓

吸痰后
- 将呼吸机管路与气管套管连接
- 再次给予纯氧2min；观察病人的监护指标
- 依次吸净鼻腔、口腔痰液
- 将吸痰管弃入医用垃圾桶
- 抽吸消毒液，冲洗负压管道

↓

评　价
- 观察病人的吸痰效果与病情变化
- 评估是否需要再次吸痰

↓

整理用物
- 整理用物
- 及时倾倒负压引流液
- 整理床单位
- 擦净病人面颊

↓

洗手、记录　记录吸痰时间、痰液的性质及量

4. 注意事项

（1）严格无菌操作，树立视气管如血管的观念，包括取吸痰手套、使用无菌吸痰管等。绝对禁止用吸引过口腔、鼻腔的吸痰管再吸引气道。

（2）吸痰前必须预充氧，使体内获得氧储备。接受机械通气的病人，可通过吸入纯氧2min达到预充氧的目的，充分的预充氧可避免发生低氧血症。

（3）吸痰管插到气管插管远端前必须关闭负压，以免过度抽吸肺内气体，引起肺萎陷及损伤气道黏膜。

（4）插入吸痰管过程中，如感到有阻力，则应将管子略退1～2cm，以免引起支气管过度嵌顿和损伤。

（5）在吸痰管逐渐退出的过程中，打开负压吸痰，抽吸时应边旋转边上提吸痰管，并间断使用负压，可减少黏膜损伤，而且抽吸更为有效。

(6) 吸痰管在气道内的时间不应超过15s,从吸痰开始到恢复通气和氧合的时间不应超过20s。

(7) 吸痰过程中应注意严密观察生命体征变化,尤其是血氧饱和度情况,一旦出现心律失常或呼吸窘迫,应立即停止抽吸,并吸入纯氧。

(8) 调节负压到正常范围,不可过大。一般为10.7~16kPa。

(9) 吸痰的操作必须向病人充分解释已取得配合。

(10) 通气和氧合恢复后至少进行5次深呼吸,生命体征恢复到基础水平后,才可再次抽吸。

(11) 气道分泌物的抽吸不应作为常规操作,当病人确实有气道分泌物潴留的表现时再给予吸痰,遵循按需吸痰的原则。过多的抽吸反而刺激黏膜,使分泌物增加。

(12) 吸痰时,呼吸机接头应置于无菌治疗巾上或由助手辅助拿取,以防止被污染及接头内痰液、冷凝水污染环境。

三十一、四手操作法

(一) 目的

在口腔治疗的全过程中,医生和护士采取舒适的坐位,病人采取放松的仰卧位,医护的双手在治疗过程中同时进行各种操作,医、护之间平稳传递所用材料和器械,从而提高工作效率。

(二) 适于应用的情况

所有需要治疗口腔疾病的人群。

(三) 操作程序

素质要求(着装、仪表、态度)

↓

洗手、戴口罩

↓

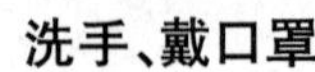

准备用物
- 口腔综合治疗椅、一次性口腔器械盒(图31-1)、面巾纸、隔离袋、无菌棉球、75%乙醇棉球、防护镜(医生、护士各1个)、一次性乳胶手套等
- 根据病情准备口内、口外或修复所用器械及药品,按操作程序前后放好,便于使用

↓

病人准备
- 护士对病人进行护理评估,把准备进行治疗的目的、大致过程及所用时间向病人解释,消除病人对口腔治疗的恐惧感,取得病人的同意及配合
- 病人全身放松、体位舒适仰卧在治疗椅上
- 告诉病人,在治疗中如有疼痛、不适或有要求时,可举手示意,防止操作中引起误伤

↓

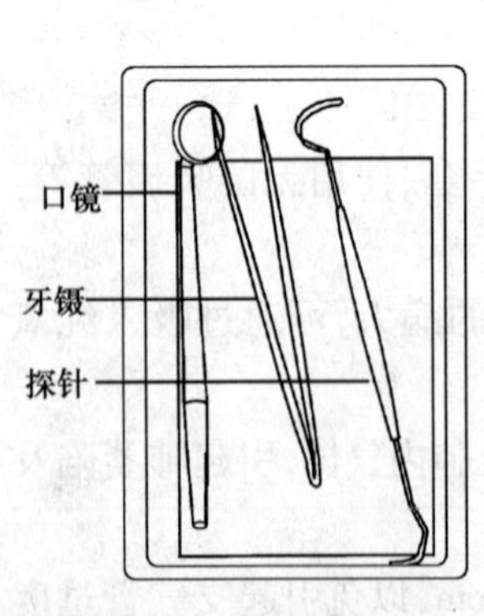

图31-1　一次性口腔器械盒内的器械

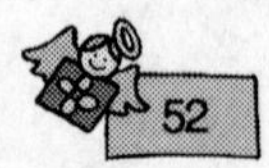

医生、护士体位

- 医生的体位：采用平衡舒适的体位，头微向前倾，视线向下，医生眼睛与病人口腔的距离为36～46cm
- 护士的体位：面对医生，座位比医生高10～15cm，护士坐位，背直，双脚放在座椅基底脚踏上，座椅扶手位于肋下，髋部同病人肩部在同一水平面，保持舒适的平衡工作位置（图31-2、图31-3）

↓

医护患位置定位

- 以病人的颜面为中心，假想为一个钟面，其位置定位分为四个时钟区（图31-4）
- 医生工作区：位于时钟的7点～12点（前牙区多在12点，下颌区在7点～9点，通常多选11点部位）
- 护士工作区：位于时钟的2点～4点，通常多选3点部位
- 静止区：位于时钟的12点～2点，放置治疗车

↓

护士配合

- （1）器械的传递与交换
- 握笔式直接传递法：护士以左手握持器械的非工作端传递，禁止在病人的颜面部传递，确保病人安全；传递的器械要准确无误，防止污染
- 平行器械交换法：护士以左手拇指、示指及中指传送待用器械，以环指和小指接过使用后的器械

↓

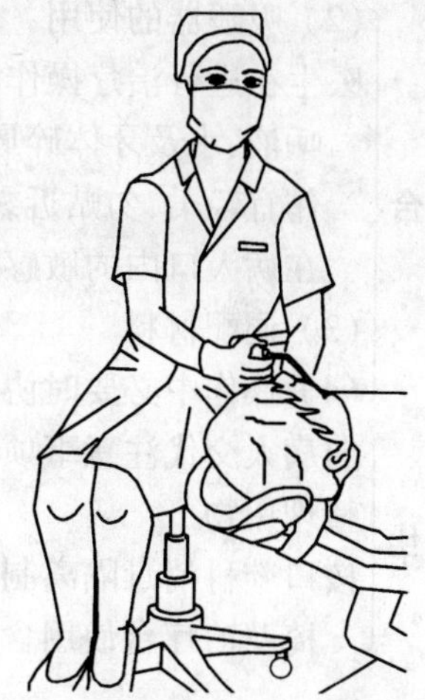

图31-2　护士治疗时体位

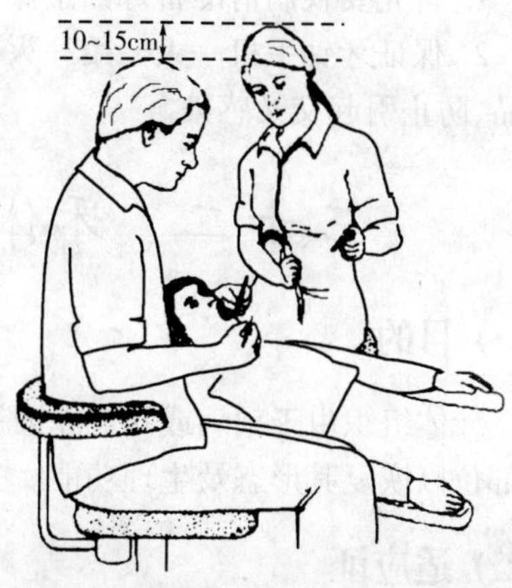

图31-3　医师、护士、病人的位置关系

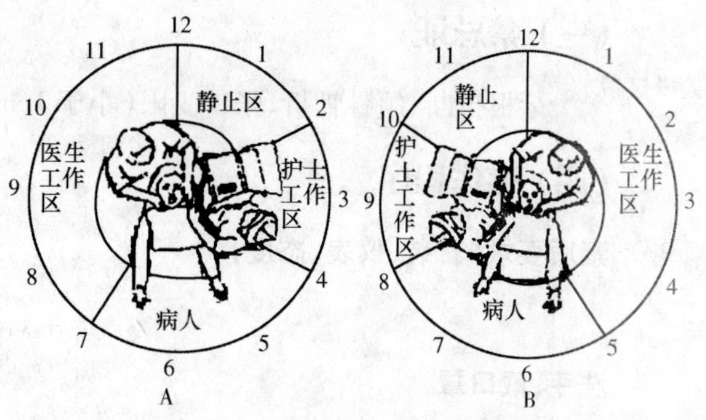

图31-4　医、护、患位置定位

A. 术者右手操作时护士的位置；B. 术者左手操作时护士位置

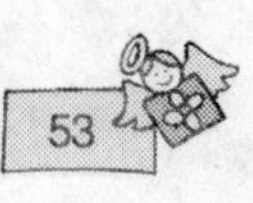

护士配合
(2) 吸唾器的使用
医生在进行治疗操作时,护士应保持治疗部位视野清晰,及时吸去病人口内的唾液、水及牙体碎屑。吸唾时严禁妨碍医生操作,并遵循节力原则;操作时动作宜轻柔,勿贴近黏膜,以免损伤黏膜并使吸唾器管口封闭,避免将吸唾管放在病人口内的敏感区域,如软腭、咽部,以免引起病人恶心
(3) 调配材料
(4) 操作中必要时协助医生牵拉口角,吹干及喷水视需要而定

↓

操作完毕
向病人交代注意事项,预约下次复诊时间
整理用物
按口腔科消毒隔离制度分类、消毒器械,按规定处置医疗垃圾,对使用过的治疗椅及治疗台使用含氯消毒剂进行擦拭消毒,洗手

(四) 注意事项

1. 首先要视病情准备好四手操作工具、物品、材料,按操作程序前后排好,方便使用。

2. 保证牙钻手机一人一用一灭菌,吸引器一人一用一消毒,条件允许尽量使用一次性用品,防止引起交叉感染。

三十二、牙体龋病治疗术的护理配合

(一) 目的

牙体组织由于龋病或其他原因被破坏后不能自行修复,需借助各种材料修复牙体的缺损部位以恢复其形态及生理功能。

(二) 适应证

龋坏的牙齿,创伤性牙体损伤。

(三) 禁忌证

牙根折断、颌骨骨折、张口受限(小于1cm)的病人。

(四) 操作程序

素质要求(着装、仪表、态度)

↓

洗手、戴口罩

↓

准备用物
- 口腔综合治疗椅、龋病治疗器械盘(图 32-1)
- 黏固粉调刀、玻璃板(调和纸)、牙胶、酒精灯、咬合纸等。视洞型备成形夹、成形片，如使用银汞材料充填另备银汞充填器械盘(图 32-2)

↓

病人准备
- 以医生操作方便，病人体位舒适为原则
- 向病人讲解治疗过程、大致所需时间及如何配合(治疗过程中不要用口呼吸，避免误吞冲洗液、碎屑；如有疼痛、不适可举手示意，不能随意转身或说话，以防误伤口腔软组织)

↓

龋病充填
- 治疗全过程中随时调节光源，协助扩大术野，及时吸唾，保持术野清晰
- 遵医嘱执行各类材料及充填的准备
- 按照护髓原则遵医嘱，适量、准确地调拌所需材料，及时传递所用器械及药品

↓

充填毕
- 整理用物
- 按规定清洗消毒器械，处置医疗垃圾

↓

洗　手　向病人交代注意事项及复诊的时间

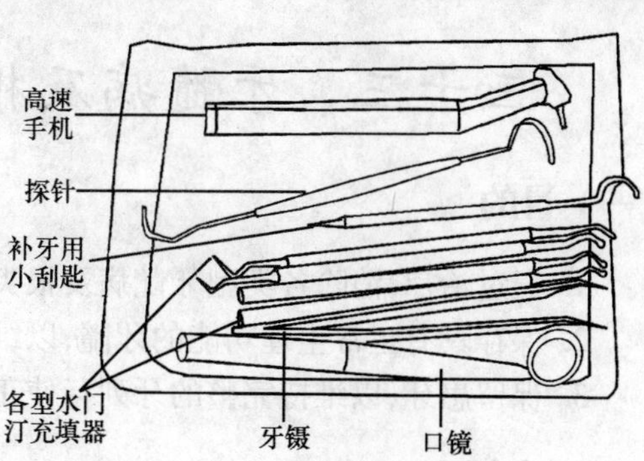

图 32-1　龋病治疗器械盘

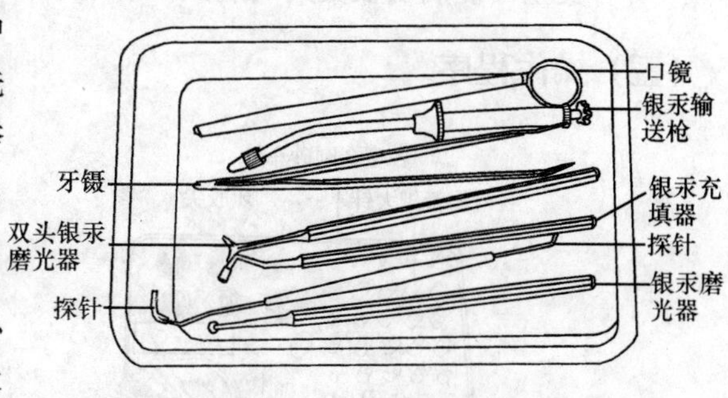

图 32-2　银汞充填器械盘

(五) 注意事项

1. 放置失活剂的病人，护士要告诉病人按失活剂的失活天数来复诊，以免引起化学性根尖周炎；含砷的失活剂属剧毒药，应有专人保管、定期检查。

2. 治疗结束后，护士应嘱病人 24h 后，待充填材料完全固化后方可使用新补的牙齿，以防补料脱落。

3. 根据各类材料性能，护士向病人交代术后事项。

4. 为了减少龋病的发生，护士应向病人指出正确刷牙的方法等口腔保健知识，使病人能积极预防并减少龋病的发生。

三十三、牙髓病及根尖周病治疗术的配合

（一）目的

1. 通过治疗，消除各类型牙髓病及根尖周病引起的急、慢性疼痛。
2. 保存具有正常生理功能的牙髓，以维护牙体正常的生理功能。
3. 保留患牙，以维持完整的牙列行使正常的咀嚼功能。

（二）适应证

各类型牙髓病及根尖周病病人。

（三）操作程序

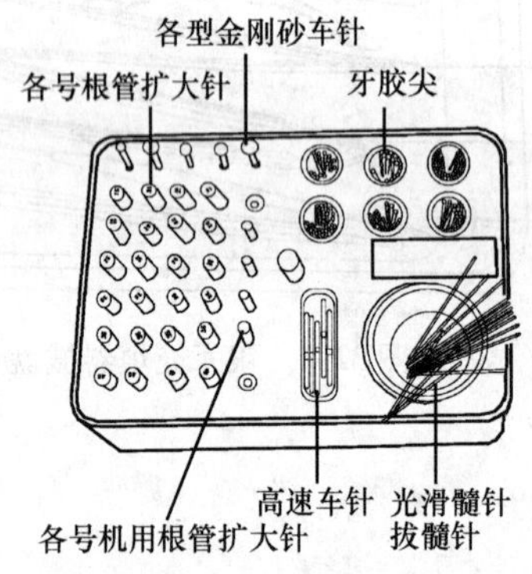

图 33-1　大方综合铝盒

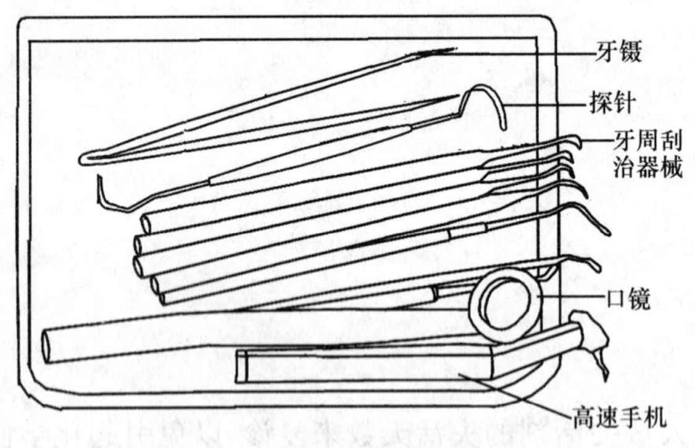
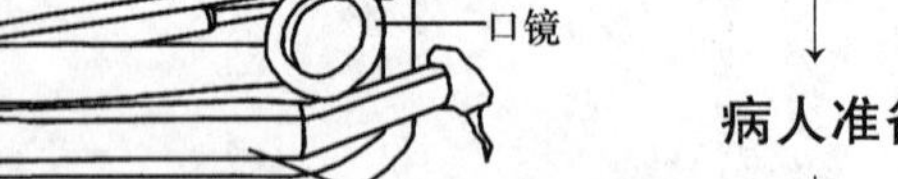

图 33-2　牙髓病与根管治疗器械盘

素质要求（着装、仪表、态度）

↓

洗手、戴口罩

↓

准备用物：口腔综合治疗椅、根管治疗用大方综合铝盒（图 33-1）、牙髓病与根管治疗器械盘（图 33-2）、各种根管充填材料、各型号牙胶尖、一次性 5ml 注射器、酒精灯、火柴等

↓

病人准备：
- 以医生操作方便，病人体位舒适为原则
- 向病人讲解治疗过程、大致所需时间及如何配合（治疗过程中不要用口呼吸，避免误吞冲洗液、碎屑；如有疼痛、不适时可举手示意；不能随意转身或说话，以防误伤口腔软组织）

↓

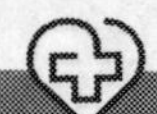

术中配合
- 治疗全过程中随时调节光源,协助扩大术野,及时吸唾,保持术野清晰
- 1. 根管开放
  - (1) 准备根管测量仪,连接唇勾,打开电源,放在医生方便操作的位置上,协助医生进行根管工作长度的测量
  - (2) 每更换一次不同型号的根管扩大器械,需使用根管冲洗液反复冲洗根管并及时吸走唾液及冲洗液
  - (3) 如遇细小或闭锁根管,遵医嘱传递10% EDTA液辅助润滑、疏通根管
- 2. 根管封药
  - (1) 将卷好干棉捻的光滑髓针(或吸潮纸尖)传递给医生,以备干燥根管使用
  - (2) 遵医嘱传递根管消毒药及小棉球(棉捻)
  - (3) 传递氧化锌丁香油糊剂及水门汀充填器给医生,以备暂封使用
- 3. 根管充填
  - (1) 遵医嘱调配根管充填糊剂
  - (2) 遵医嘱根据根管的工作长度和主锉型号备好长度适宜、型号准确的牙胶尖,放于治疗盘中备用
  - (3) 及时传递光滑髓针、侧压器及根管充填糊剂,待充填完毕后点燃酒精灯,将烧热的小刮匙传递给医生,以备切断多余的牙胶尖
  - (4) 传递氧化锌丁香油糊剂及水门汀充填器给医生,以备暂封使用

↓

充填毕
- 整理用物
- 按规定清洗消毒器械,处置医疗垃圾

↓

洗 手 向病人交代注意事项及复诊的时间

(四) 注意事项

1. 护士应根据病情做适当调整,如急性牙髓病病人疼痛难忍,可提前就诊。

2. 嘱病人根管开放3~5天后复诊,根管封药4~5天后复诊,根管充填一周后复诊行全冠修复术。

3. 根管治疗过程中,由于根管扩大等原因可能会引起不同程度的不适或疼痛,在阶段治疗结束后如果出现剧烈疼痛需及时前来复诊。

三十四、口腔内科常用材料的调拌方法

(一) 银汞合金

银汞合金是银合金粉与汞调和后形成的合金,现常用为成品胶囊型(粉、液比例已配制好)。

(1) 调拌方法:使用时,将胶囊两端向中间挤压合拢后放在银汞调和器的夹头上,经高速震荡后在胶囊内汞化为银汞合金。

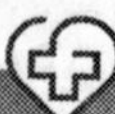

(2) 注意事项:①治疗室应有良好的通风设备,避免吸入汞。②充填后剩余的银汞合金要收集在盛有盐水或甘油的容器内,液面应高于银汞合金,防止其挥发。

(二) 复合树脂

复合树脂是在树脂内加入大量经过特殊处理的无机填料的一种充填材料。其中有双糊剂型、粉-液型复合树脂和光固化复合树脂。

1. 双糊剂型、粉-液型复合树脂(化学固体型)的调制方法

(1) 选择型号:因树脂型号较多,调拌前先选好与牙齿颜色相近的型号,用洁净的塑料调拌刀和调和纸板来调和。

(2) 粉、液比例:调和稠度应在丝状期与面团期之间,粉、液比例在(2.2~2.5):1之间。太稀不便操作,且抗压强度低;太稠则影响黏着力且固化太快,不便操作,充填体易脱落。

(3) 调制方法:为了防止瓶内或调和板上液体挥发,取液后要将瓶盖盖好。液体随用随取,若过早取出,滴在板上,液体部分会挥发变稠,影响性能。

(4) 注意事项:①调拌板、刀、粉、液切忌沾污酚类药物(如丁香油),因其有阻聚作用。②调拌完成后,尽快用乙醇棉球将调拌刀擦净,浸泡消毒,擦干待用。一定要干燥后再使用,否则影响材料性能和质量。

2. 光固化复合树脂

(1) 不需调拌。

(2) 注意事项:①由于酚类对树脂产生阻聚作用,故窝洞不能使用含酚类药物。②酸蚀剂和黏结剂对皮肤和黏膜有刺激,在治疗过程中应保护病人,避免其接触口腔组织。③光照时要保护病人的眼睛,嘱其闭眼或给病人戴墨镜。

(三) 玻璃离子体黏固粉

1. 粉、液比例　黏固时是1.4:1,呈拉丝状;充填时是2.5:1,呈膏状。

2. 调制方法　在洁净的玻璃板上用塑料调拌刀调拌,将玻璃离子粉分成数份,逐份加入液体中,调拌时采用旋转推开法,直至所需稠度,调拌应在1min内完成,3~5min即可固化。

3. 调制标准　充填时调成面团状,干稀度适宜,便于雕刻成形;充填楔形缺损及黏固时调成拉丝状。

(四) 硅酸盐黏固粉

1. 调制方法　先将粉剂放在玻璃板上,充填时再将液体滴在玻璃板上,然后将粉剂用不锈钢调刀,逐次加入液体,用折叠式方式调拌,避免丧失水分。要求1min内完成。

2. 调制标准　调成表面有光泽、较稠的面团状,不粘玻璃即可。

3. 注意事项　①该材料不能在调制时失水和吸收更多的水分,故应在洁净而干燥的玻璃板上调制。②调制后不可搅动,以免影响胶状基质的形成。

(五) 磷酸锌黏固粉

1. 粉、液比例　粉0.95~1.1g,液0.4ml为宜。粉末过多,调得太干,抗压强度和黏性

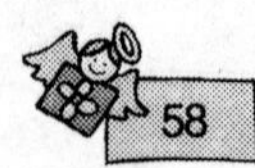

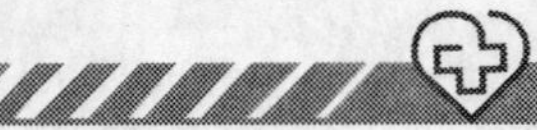

降低呈渣样，即使再加液体调和也不能使用；粉末少，调拌太稀，抗压强度和黏性降低；要根据情况调至最适宜的稠度。

2. 调拌方法　调拌时，将粉末逐次加入液体中，而不能加液于粉中，用旋转推开法调拌至膏状，约1min内完成。

3. 调制标准　作窝洞垫底用，应调拌成面团状；暂时充填时，应调拌成稠糊状；作黏结剂用可调拌成糊状，用调刀能从玻璃板上提起即可，也可调成拉丝状。

4. 注意事项　①调拌用的玻璃板，要保持清洁、干燥，调刀应具有抗酸性。②本品混合后其游离的磷酸会对牙髓产生刺激，不能用于深窝洞的直接垫底和充填。③取粉、液后，将瓶盖盖好，以免液体挥发。

(六) 聚羧酸锌黏固粉(聚丙烯酸锌黏固粉)

1. 粉、液比例　为1:2~1:1。

2. 调制方法　调拌时可在洁净的玻璃板上进行，采用折叠法将粉逐份加入液体内，待每份调匀后再加入另一份，调拌应在1min内完成。

3. 调制标准　窝洞垫底调成面团状；黏固嵌体，固定桥可调成拉丝状。

4. 注意事项　液体自瓶内取出应立即调拌，放置后聚丙烯酸内水分蒸发，使液体变稠影响效能。

(七) 氧化锌丁香油黏固粉(丁氧膏，图34-1)

1. 粉、液比例　氧化锌粉1.5~1.8g，丁香油液0.5ml。

2. 调拌方法　取适量粉、液于清洁干燥的调和板上调拌。调拌时，取粉末(首次2/4，第二次为1/4，第三次为余下的1/4)逐份加入丁香油液体中，左手握玻璃调板，右手持不锈钢调拌刀，平放玻璃板上顺一个方向旋转调和，使粉液调匀至所需稠度为止，在1min内完成。

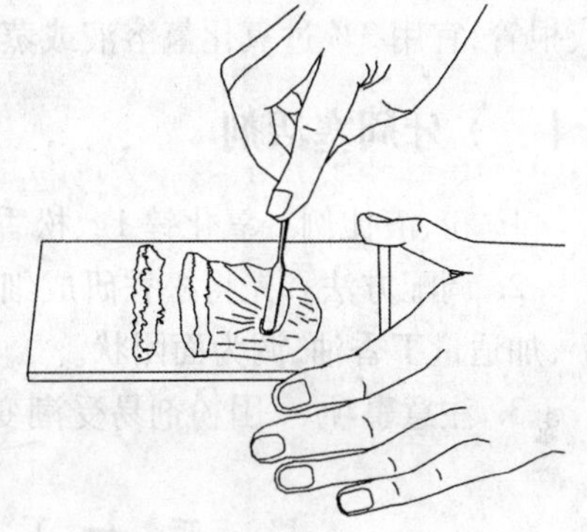

图34-1　调拌氧化锌丁香油

3. 调制标准　窝洞垫底时应调成面团状，暂封时调成膏状，黏固临时冠时调成稀糊状。

(八) 氢氧化钙

1. 粉、液比例　氢氧化钙52.5g，5%甲基纤维素水溶液47.5ml。

2. 调制方法　取适量粉、液于清洁干燥的调和板上调拌，采用旋转推开法调配成面团状。

3. 注意事项　由于氧化钙遇空气中二氧化碳后即生成不溶的碳酸钙而失效，应密闭保存备用，宜现用现配。

(九) 干髓剂

1. 粉、液比例　为2:1。

2. 调制方法　取适量粉、液于清洁干燥的调和板上调拌，采用旋转推开法调配成所需

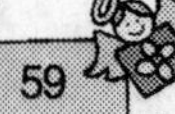

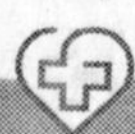

稠度。

3. 注意事项　由于髓腔的生理构造，医生不便于操作，护士在调拌完成后宜将其压成细长条以便医生取用。

（十）根管充填糊剂

1. 碘仿糊剂

（1）粉、液比例：为2∶1。

（2）调制方法：取适量粉、液于清洁干燥的调和板上调拌，采用旋转推开法调配成拉丝状，调拌过程应在1min内完成。

（3）注意事项：由于碘仿粉遇光变性，故本品应放于棕色无菌瓶中密闭保存备用，宜现用现配。

2. CCQ

（1）粉、液比例：为2∶1。

（2）调制方法：取适量粉、液于清洁干燥的调和板上调拌，采用旋转推开法调配成拉丝状，调拌过程应在1min内完成。

（3）注意事项：使用时避免与水接触，用后即密闭保存，防止材料受潮变性；本品与卤素起化学反应产生沉淀，使用本品时禁用含卤素（如次氯酸钠、生理盐水）的冲洗液冲洗窝洞或根管，宜用3%过氧化氢溶液或蒸馏水冲洗。

（十一）牙周塞治剂

1. 粉、液比例　氧化锌1g、松香1g、丁香油适量。

2. 调配方法　先将松香研成细末过筛，加入氧化锌混合均匀，放在消毒洁净的玻璃板上，加适量丁香油，调为面团状。

3. 注意事项　因粉剂易受潮变质，故宜密闭保存。

三十五、拔牙术护理配合

（一）适应证

1. 牙体病变已达不能修复程度的残冠、残根。
2. 牙列不齐不能用正畸方法矫正的错位牙、多生牙。
3. 异位萌出的阻生牙，并发冠周、根周感染。
4. 牙周病变牙槽骨吸收超过牙根1/2以上。
5. 乳牙滞留。
6. 引起全身疾病的病灶牙。

（二）禁忌证

1. 患有急性传染病或全身循环系统疾病（如高血压、心脏病、糖尿病）、病人病情不稳定时禁忌拔牙。

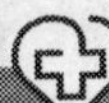

2. 女性月经期和妊娠期。

3. 口腔黏膜与牙源性急性感染病人。

（三）操作程序

素质要求（着装、仪表、态度）

↓

洗手、戴口罩

↓

准备用物
- 拔牙器械盒（图 35-1）、无菌敷料（棉签、棉球、棉卷）、1% 碘酊、聚维酮碘（碘伏）、75% 乙醇棉球、一次性乳胶手套、防护镜、基础注射盘，遵医嘱备麻醉药等
- 需切开拔除时备手术包、劈冠器、咬骨钳等

↓

病人准备
- 对病人进行护理评估，向病人解释治疗的目的、大致过程及所用时间，消除病人对拔牙的恐惧感，取得病人的同意及配合
- 老年病人必须问病史，测量生命体征
- 术前做好口腔卫生，用漱口液漱口
- 询问病人有关疾病及药物过敏史，必要时做麻醉药过敏试验
- 有牙片的病人，将牙片放在观片灯上备用
- 戴眼镜或活动假牙的病人，护士将其取下并保管好
- 嘱病人餐后就诊拔牙（避免空腹拔牙）

↓

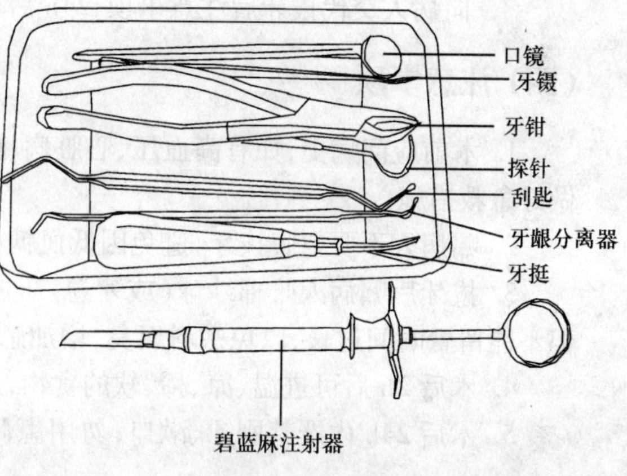

图 35-1　拔牙器械盒

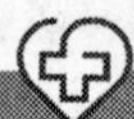

术中配合
- 麻醉注射区应用1%碘酊消毒,75%乙醇棉球脱碘两遍后再注射麻药
- 口周消毒应用聚维酮碘消毒一遍,75%乙醇棉球脱碘两遍
- 拔牙全过程中随时调节光源,协助扩大术野,保持术野清晰,随时传递所用的器械及无菌敷料
- 正确使用牙锤:使用牙锤时右手腕部用力,力量适中、有节奏地连续敲击,左手应根据牙铤长轴的方向保护病人,避免或减轻敲击所带来的不适
- 劈冠的方法(下颌阻生牙):①护士应一手托病人下颌骨,一手拿骨锤,在看清医生牙凿放置的准确位置后,用手腕力量闪击下锤。第一下要轻(为预备性动作),第二下用力快而稳(争取一次将牙冠劈开);②术中观察病情变化,做好心理护理,消除病人紧张情绪;③如果出现并发症,立即协助医生做好急救处理

↓

术　毕
- 整理物品
- 按规定清洗消毒器械,处置医疗垃圾
- 洗手
- 向病人交代拔牙后注意事项,24h后电话随访

(四) 注意事项

1. 术前应问病史,如有高血压、心脏病、糖尿病病人,要备好急救物品,必要时协助医生做好急救措施。

2. 嘱病人不要空腹拔牙,避免因低血糖导致虚脱。

3. 拔牙后嘱病人咬棉纱球(或牙卷)压迫止血,30min后吐出,若出血较多可延长至1h,但不能留置时间过长,以免敷料腐臭,增加感染和出血的机会。

4. 术后2h后可进温、凉、稀、软的食物,避免吃过热、过硬的食物。

5. 术后24h内严禁刷牙、漱口;勿用患侧咀嚼,不要用舌头频繁舔吮伤口,造成继发出血。

6. 术后24h内,唾液中混有淡红色血丝、术后1~2天创口有轻微疼痛均属正常,如明显出血、剧烈疼痛、肿胀、发热或张口困难等应及时复诊。

7. 根据病情遵医嘱使用抗炎、止痛药,向病人做好用药指导。

8. 伤口有缝线者,嘱术后4~5天拆线。

三十六、唇、腭裂修补术护理

(一) 目的

1. 通过手术修补裂开的唇、腭部,恢复腭咽正常解剖形态,使破坏的生理功能得以重建。

2. 改善唇、腭部裂开与鼻腔相通的畸形,使发音清晰,解除病人在饮食、吞咽、呼吸等方面的严重功能障碍。

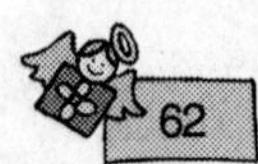

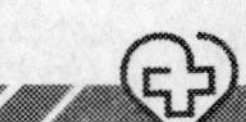

（二）适应证

1. 两岁以上腭裂患儿。

2. 3个月以上的单侧唇裂患儿,6个月以上的双侧唇裂患儿。

（三）禁忌证

1. 先天性心脏病,血液及神经系统疾病的患儿。

2. 术前口腔内有感染灶,特别是有扁桃体炎和感冒的病人。

（四）操作程序

素质要求(着装、仪表、态度)

↓

洗手、戴口罩

↓

准备用物　唇弓、腭护板、治疗盘、1:5000氯己定液、吸痰管、换药碗、止血钳(弯、直各1把)

↓

病人准备
- 减轻病人的焦虑、恐惧心理,提供精神支持
- 术前补充营养
- 术前预防感染,成人需剃胡须,行口周备皮、剪鼻毛,注意个人卫生
- 每天使用1:5000氯己定液漱口
- 术前胃肠道准备:婴幼儿术前4~6h、成人全麻前晚20:00以后禁食、水
- 术前指导婴幼儿家长练习用汤匙喂养婴幼儿

↓

手术(略)　在手术室进行

↓

术后护理
- 术后清醒4~6h后,应用汤匙(管、壶)喂食营养丰富的流食,有利于伤口愈合,腭裂病人术后10~14天内进流食,2~4周进半流食,五周后进软食
- 保持唇弓的作用,减少唇部张力,可用盐水清洁创面
- 避免婴幼儿哭闹,以免增加伤口张力,注意唇弓和腭护板的固定,必要时用小夹板固定婴幼儿双臂。避免碰触伤口及唇弓
- 保持呼吸道通畅,要经常吸痰(吸痰动作要轻,避免碰撞伤口)
- 咽后壁组织瓣移植病人,由于咽腔狭窄,咽后壁创面易渗血,可能出现呼吸道阻塞,故应严密观察
- 密切观察手术创口渗血情况,如渗血较多及时报告医生处理
- 拆线后要嘱患儿家长切勿碰撞唇部,继续用唇弓减张1~2周
- 术后8~10天取出碘仿纱条,病人还应注意避免吃硬食物,防止复裂
- 保持口腔卫生,每日口腔护理两次
- 术后向病人及家属讲解唇、腭裂手术修复后畸形改善的情况,帮助病人适应生活方式和社会交往等

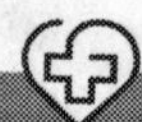

（五）注意事项

1. 全麻术后病人因疼痛不敢吞咽，常在口腔内集有大量痰液，应用吸引器吸出，吸痰时注意勿将填塞的碘仿纱条吸出。

2. 因为术后口腔内有伤口，每日进食后，应用漱口水漱口，保持口腔清洁，预防伤口感染。

3. 婴幼儿手术应注意术后高热、脱水等症状，注意保暖，防止感冒、肺部感染。

4. 病人全麻未清醒前应有专人护理，要严密观察体温、脉搏、呼吸、血压、神态、瞳孔变化，按全麻术后常规护理，血压每 15～30min 测一次，待全麻清醒或血压平稳后可酌情减少测量次数。

5. 拆线后继续使用唇弓 10～14 天，保护唇部，避免碰伤。

6. 腭裂病人出院后继续食用软食，术后 1 个月改为普食，术后 2 个月由专人指导进行语音训练。

7. 唇裂术后 3 个月内复诊，婴幼儿二期修复应在 12 岁以后。

三十七、口腔修复术护理配合（以固定修复为例）

（一）目的

利用人工制作的修复体，恢复或重建缺损部位的原有解剖形态、外观及正常的生理功能。

（二）适应证

牙体大面积缺损、口内缺牙、全口无牙、咬合关系紊乱、牙列不齐需美容治疗的人群。

（三）禁忌证

有神经系统障碍。

（四）操作程序

素质要求（着装、仪表、态度）

↓

洗手、戴口罩

↓

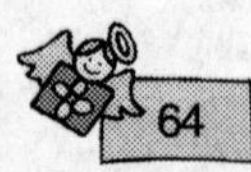

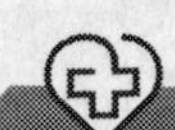

准备用物
- 口腔综合治疗椅、一次性口腔器械盒、高速手机、各型号金刚砂车针、排龈线(膏)、无菌棉球(棒)、复合碘、75%乙醇棉球、红蜡片、各型号预成冠(自凝粉、牙托水)、比色板、取模用品(图37-1)、藻酸盐印模材(硅橡胶印模材)、超硬石膏、石膏剪、酒精灯、火柴,需局部麻醉时,备麻药、注射器等

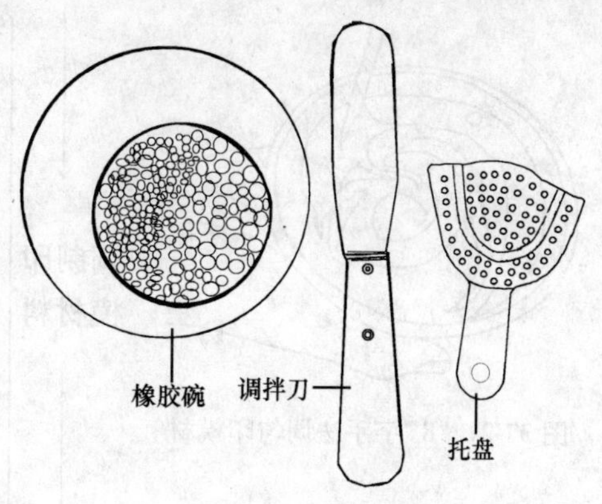

图37-1　取模用品

↓

病人准备
- 病人取舒适体位仰卧
- 向病人解释修复治疗的目的、大致时间及过程,消除病人的紧张心理,取得病人的积极配合
- 告诉病人在治疗过程中,如有不适可举手示意,切勿乱动或说话,以免误伤口腔组织
- 告诉病人在取模时可能出现咽部不适,教会病人用鼻吸气,口呼气

↓

四手操作配合
- 治疗全过程中,随时调节光源,协助扩大视野,及时吸唾,保持术野清晰

↓

选择托盘
- 按病人牙弓的大小、形状、高度、缺牙的数目及部位来选择托盘,如无合适成品托盘,可为病人制作个别托盘
- 选择托盘时要尽量与牙弓协调一致,托盘与牙齿之间的间隔为3～4mm,以容纳印模
- 上颌托盘后缘应盖过上颌结节和颤动线
- 下颌托盘后缘应盖过最后一个磨牙或磨牙后垫区

↓

取模者位置
- 取上颌模型时,病人上颌应与医生的肘部相平或稍高
- 取下颌模型时,病人的下颌应与医生的上臂中部相平,下颌颌面与地面平行,医生位于病人的右前方

↓

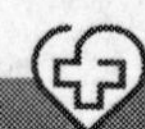

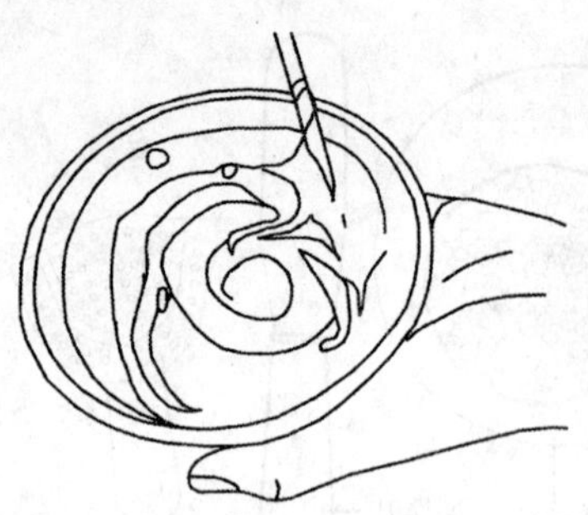
图 37-2 “8”字手法调匀印模材

调制印模材料
- 遵医嘱，调拌所需印模材料（印模材料水粉体积比例通常为 1∶1 或 2∶1 ），橡胶碗、调刀要清洁、干燥
- 按比例取适量印模材料、冷水于碗内，按顺时针方向将粉、水调拌均匀，然后用调刀沿碗壁采用倒“8”手法，左右旋转将粉、水压匀成膏状（图 37-2）
- 调拌过程冬季在 1 ~ 2min，夏季在 40 ~ 50s 内完成
- 将材料调拌成条状于调刀上，从托盘远中向近中堆放印模材料，避免气泡产生
- 堆放在托盘上的印模材料应表面光滑、均匀、适量

↓

取　模
- 取模前调整好病人的体位和头位
- 将调拌好的印模材料堆放入托盘
- 取上颌印模时，右手持托盘，以旋转方式从左侧口角斜行放入口中，使托盘的后部先就位，前部后就位，可使过多的印模材料从前部排出，托盘手柄要对准面中线
- 取下颌印模时，嘱病人轻抬舌头并前伸和左右摆动，切勿过度抬高舌尖，以免影响舌侧口底部印模边缘的准确度
- 在印模材料固化前应保持托盘稳定不动，否则易造成印模变形
- 印模从口内取出时，应先脱取后部，再沿前牙长轴方向取下印模，印模材料不能与托盘分离
- 印模从口内取出后，对照口内进行检查，印模应完整、清晰、无气泡

↓

咬　蜡
- 病人无准确咬合关系时，需在口内咬蜡，以确定正常的颌记录
- 咬蜡时嘱病人垂直向下咬，咬紧后保持不动，切勿左右咬合，以免造成颌蜡记录不准确
- 颌蜡冷却后取出置于冷水杯中，连同印模送技工室

↓

比　色
- 结合病人肤色、邻牙，在自然光线下进行，避免光线过强或过弱引起色差
- 女病人尽量把口红擦去，避免穿戴颜色过于艳丽的服饰，以免引起视觉疲劳，导致色差
- 条件允许可采用电脑比色
- 选好的颜色在征得病人同意后记录于设计单上

↓

取模后
- 取出印模后立即用冷水冲去表面唾液，经消毒处理后连同设计单一并送技工室进行石膏灌注

↓

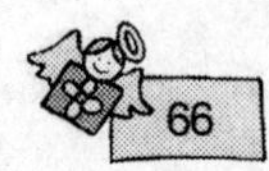

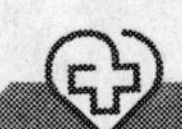

临时冠的制作与试戴

临时冠的制作方法有两种：

预成冠(图37-3、图37-4)：根据基牙的大小，选择好合适的预成冠在口内调试完成后，将临时黏结材料置于临时冠的组织面，黏固即可

自凝塑料冠：护士及时调拌自凝塑料粉和牙托水，并准备液状石蜡、无菌棉棒等。以口内法为例，医生在口内涂抹完石蜡后，将调拌好面团状的自凝材料传递给医生，自凝塑料在口内固化成形，经医生在口内调试完成后，护士将临时黏结材料置于临时冠的组织面，黏固即可

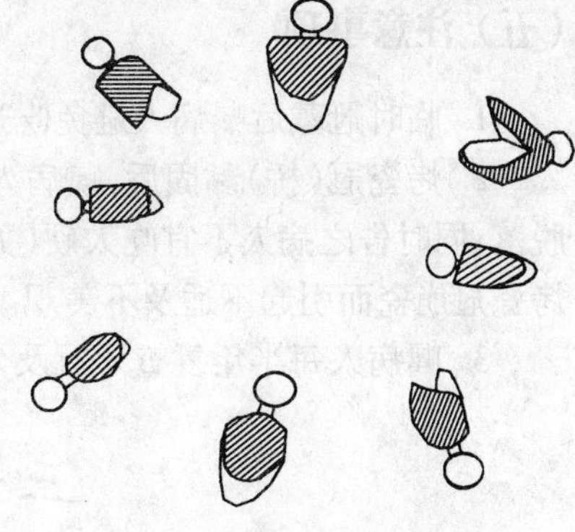

图37-3 聚碳酸酯临时冠

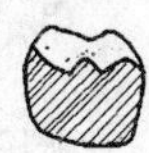
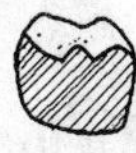

图37-4 银锡合金临时冠

↓

石膏的调配与灌模

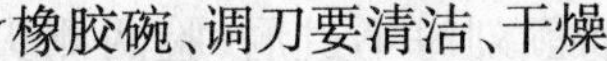

橡胶碗、调刀要清洁、干燥

取适量石膏、冷水于碗内，按顺时针方向将粉、水调拌均匀，然后用调刀沿碗壁倒"8"手法将石膏调匀成糊状。调拌过程冬季应在1～2min内完成，夏季应在1min内完成；水、粉比为2∶1

取少量石膏置于印模的腭部或下腭印模内舌侧壁稍高处，使石膏从高处向低处流动，进入印模的牙颌处，轻轻震荡托盘，防止空气或水分滞留于此处而产生气泡，影响模型的准确；然后逐步灌注其他部位，直至全部完成

所灌注的石膏厚度应为模型尖牙到前庭沟高度的1/3～1/2

↓

戴烤瓷冠

核对病人姓名、牙位与设计单记录及制作完成的修复体是否相符

临时冠取下后，备温水让病人漱口，清洁口腔，尤其是活髓牙避免水温过热过凉刺激牙髓，引起不适

黏固时，协助医生隔湿，遵医嘱按所需黏固材料要求将黏固剂调好，置于烤瓷冠的组织面，传递给医生

修复体就位后，协助医生将修复体边缘多余的黏固剂去除，尤其是颈缘及牙间隙部位，以免黏固剂刺激压迫牙龈组织引起炎症

↓

整理用物 清洗托盘、消毒、晾干备用

↓

洗　手

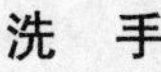

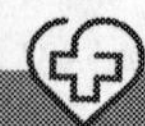

（五）注意事项

1. 临时冠戴后嘱病人避免吃过黏、过硬的食物，以免临时冠脱落。

2. 烤瓷冠（桥）黏固后，嘱病人24h再用该侧咀嚼食物，避免黏固剂没有完全固化引起脱落；同时告之病人不宜吃太硬（如坚果类）食物，改正用患牙开酒瓶等不良生活习惯，避免烤瓷冠崩瓷而引起不适及不美观。

3. 嘱病人每半年复查牙冠及牙周。

三十八、附　　录

（一）素质要求

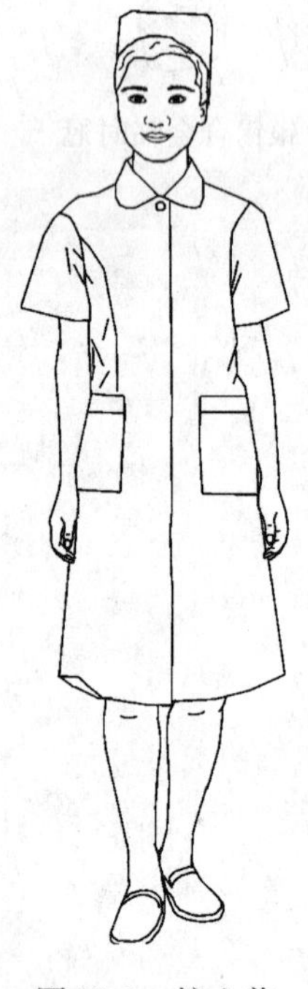

图38-1　护士着装要求

1. 短发或盘发，发不过衣领，前额刘海不过眉，脸两侧头发应别在帽子两侧。指甲不能过长，不涂指甲油。不浓妆艳抹，不戴戒指和耳环。

2. 工作服应熨烫平整、清洁、无污染，白大衣应遮盖裙子，白大衣两侧口袋内不要放置过多的物品，衣服任何部位不可粘贴胶布。穿白色或黑色工作鞋（图38-1）。

3. 态度和蔼，解释耐心，对病人保护意识强、体贴照顾，操作认真。

4. 佩戴胸卡。

（二）戴口罩

1. 口罩绳应系紧，将鼻翼处的软丝捏紧，使口罩与面部吻合，严格区分里面与外面，如有颜色应使带颜色的一面向外。

2. 口罩戴上后不要用手触摸或与其他东西接触，以防污染。

3. 用过的口罩应及时（每班）清洗，脱掉口罩后要立即洗手，用后不要挂在颈上、胸前。

（三）基础注射盘

标准的基础注射盘应包括的物品：无菌持物钳、棉签罐、棉球罐、复合碘溶液、75%乙醇、砂轮、污物罐、盐酸肾上腺素。

（四）查对

需二人查对医嘱，如住院病人实施腕带，应核对腕带。

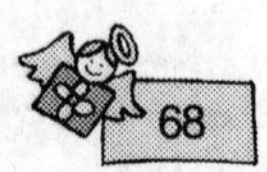

第2部分 复习题解与练习

一、单选题及题解

1. 视网膜视觉最敏锐的部位是 ( )

A. 黄斑　　B. 黄斑中心凹
C. 视神经乳头　　D. 视盘
E. 生理凹陷

视网膜后极部有一直径约2mm的浅漏斗状小凹陷区,称为黄斑(由于该区含有丰富的叶黄素而得名)。其中央有一小凹为黄斑中心凹,视轴正对终点即黄斑中心凹,是视觉最敏锐的部位(B)。在黄斑鼻侧约3cm处,有一直径约1.5cm,境界清楚的淡红色圆形结构,称视神经乳头,又称视盘。其表面中央有一小漏斗状凹陷,称为生理凹陷,视神经乳头处无感光细胞,不形成视觉,在视野上称为生理盲点。(B)

2. 青光眼性视乳头凹陷发生的部位为 ( )

A. 角膜　　B. 巩膜
C. 角巩膜缘　　D. 葡萄膜

巩膜的厚度各处不一,为0.3~1mm,眼外肌附着处最薄,视神经周围最厚。与视神经交接处,分为内外两层,外2/3移行于视神经鞘膜,内1/3呈网眼状,称巩膜筛板。此板很薄,视神经纤维束由此处穿出眼球,其抵抗力较弱,当眼压长期升高时,可形成特殊的凹陷,临床上称为青光眼性视乳头凹陷。(B)

3. 视交叉损伤可以造成 ( )

A. 双侧颞侧视野缺损
B. 双侧鼻侧视野缺损
C. 双眼左侧同象限盲
D. 双眼右侧同象限盲
E. 双眼鼻侧下1/4象限视野缺损

两侧的视神经来自视网膜鼻侧的纤维,在蝶鞍处交叉到对侧,与同侧的视网膜颞侧纤维合成左、右视束,视束绕过大脑脚外侧膝状体更换神经元,新的视纤维经过内囊、颞叶形成视放射,终止于枕叶皮质纹状区的视中枢。视神经损害单眼失明,视束以上损害双眼同象限盲,视交叉损害可以造成双侧颞侧视野缺损(A)。由于视觉纤维在视路各段排列不同,所以在神经系统某部位发生病变或损坏时对视觉纤维的损坏各异,表现为特定的视野异常。因此,检出这些视野缺损的特征性改变,对中枢神经系统病变的定位诊断具有重要意义。(A)

4. 炎症时,眼睑易水肿的组织结构是 ( )

A. 睑结膜　　B. 睑板
C. 肌层　　D. 皮下组织层
E. 皮肤层

眼睑的结构可以分为五层:①皮肤层:比较细嫩,富有弹性;②皮下组织层:比较疏松,利于运动,患肾病和局部炎症时易水肿,外伤时易气肿及淤血(D);③肌层:眼肌分别由面神经、动眼神经和交感神经支配,当面神经麻痹时,眼睑闭合不良,当动眼神经麻痹时,上睑便下垂;④睑板:由致密的结缔组织、丰富的弹力纤维和大量睑板腺组成,该腺体如果阻塞,在临床上便形成睑板腺囊肿;⑤睑结膜:为眼睑的内表面,紧贴睑板,湿润光滑。(D)

5. 眼外直肌受哪对脑神经支配 ( )

A. 视神经　　B. 动眼神经

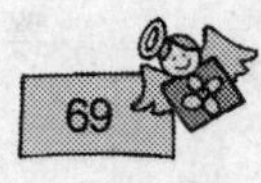

C. 滑车神经　　D. 三叉神经
E. 展神经

眼外肌有4条直肌(上、下、内、外直肌)和2条斜肌(上、下斜肌)组成。除外直肌受第Ⅵ脑神经支配(E)、上斜肌受第Ⅳ脑神经支配外,其余四肌皆受第Ⅲ脑神经支配。所有眼外肌在三对脑神经(第Ⅲ、Ⅳ、Ⅵ)支配下,相互配合与协调,实现双眼单视(立体视觉)功能。眼外肌发生病变可形成斜视、弱视和立体视功能障碍。综上所述,除外直肌受展神经支配、上斜肌受滑车神经支配外,其余4条肌肉皆受动眼神经支配。(E)

6. 结膜下注射常用的部位是　(　)
A. 睑结膜　　B. 穹隆结膜
C. 近穹隆结膜　　D. 角膜缘部结膜

结膜下注射是将抗生素、糖皮质激素、散瞳剂等药物注射入结膜下疏松间隙内,药物可直接经结膜及结膜下的血循环进入眼内,以提高药物在眼内的浓度,增强并延长药物作用时间。常用于治疗眼球前段疾病。结膜按其解剖部位,分为睑结膜、球结膜和二者移行部的穹隆结膜三部分。注射部位可选择近穹隆部的球结膜处(C)。选上方时嘱病人眼球向鼻下方转动,以暴露注射部位,在角膜缘5~6cm以外的颞上方球结膜进针;若在下方注射时,嘱病人眼球上转,在角膜缘下方近结膜穹隆部进针。(C)

7. 结膜下注射时,下列注意事项错误的是　(　)
A. 注射前询问有无药物过敏史等
B. 进针时,注射器的针头斜面朝向巩膜,刺入方向平行于角膜缘
C. 注射时嘱病人转动眼球
D. 多次注射者应更换部位

注射前应询问有无药物过敏史,必要时要做皮试,核对药物和眼别。多次注射者,应更换位置,以免形成瘢痕。进针时,注射器针头斜面朝向巩膜,刺入方向平行于角膜缘,病人如果转动眼球,会划伤角膜,应嘱病人勿转动眼球。C项注射时嘱病人转动眼球是原则性错误。刺激性强并易造成局部坏死的药物,忌做结膜下注射。(C)

8. 睑腺炎的致病菌主要是　(　)
A. 链球菌　　B. 白色念珠菌
C. 金黄色葡萄球菌　　D. 柯萨奇病毒
E. 沙眼衣原体

睑腺炎是眼睑腺体的急性化脓性炎症,通常称为麦粒肿。大多为金黄色葡萄球菌侵入腺体感染所致(C)。睑腺炎是常见的眼睑炎症,多发于儿童和青年人。常见于屈光不正、慢性结膜炎及睑缘炎病人。儿童、糖尿病、营养不良、慢性消化性疾病、抵抗力低下者的睑腺炎,炎症可演变为眼睑蜂窝织炎或眼睑脓肿,严重者可引起败血症或海绵窦脓毒血栓而危及生命。(C)

9. 睑腺炎正确的处理方法为　(　)
A. 外睑腺炎脓肿形成后,在结膜面垂直切开引流
B. 外睑腺炎脓肿形成后,在皮肤面与睑缘平行切开引流
C. 内睑腺炎脓肿形成后,在结膜面与睑缘平行切开引流
D. 睑腺炎脓肿形成后,应尽早切开引流

外睑腺炎脓肿形成后切开引流在皮肤面与睑缘平行切开;内睑腺炎脓肿形成后切开引流在结膜面切开,切口与睑缘垂直。脓肿尚未充分形成时,不宜过早切开,更不可挤压脓肿,否则可使感染扩散。外睑腺炎是睫毛毛囊或其所附属的皮脂腺、汗腺感染,因病变在皮肤面,所以A项中在结膜面垂直切开引流是错误的。内睑腺炎是睑板腺感染,如果选择C项的在结膜面与睑缘平行切开,则可损伤睑板腺,所以A和C项的切开方法是错误的。(B)

10. 沙眼的潜伏期一般为　(　)
A. 3~5天　　B. 3天至1周

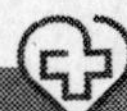

C. 5～14天　　D. 1～2周

E. 1～3周

沙眼是由沙眼衣原体引起的一种慢性传染性结膜、角膜炎，多发生于儿童及少年早期，潜伏期5～14天，急性期经过1～2个月之后进入慢性期。慢性沙眼可因反复感染，病程迁延数年至数十年。(C)

11. 沙眼是由哪种微生物引起的　(　)

A. 沙眼病毒　　B. 沙眼衣原体

C. 金黄色葡萄球菌　　D. 链球菌

沙眼是由沙眼衣原体(B)引起的一种慢性传染性结膜、角膜炎，其睑结膜表面形成粗糙不平的外观，形似沙粒，故名沙眼。沙眼是一种社会疾病，其发病率与环境卫生、生活条件和个人卫生有密切关系。金黄色葡萄球菌感染会引起睑腺炎。沙眼的病原菌既不是细菌，也不是病毒，而是衣原体类微生物引起的感染。(B)

12. 重症沙眼引起的并发症不包括　(　)

A. 倒睫　　B. 睑外翻

C. 睑球粘连　　D. 慢性泪囊炎

E. 角膜炎症及混浊

重症沙眼可引起以下并发症：①倒睫及睑内翻：睑板腺肥厚变形与睑结膜瘢痕收缩；②睑球粘连：结膜瘢痕性收缩；③慢性泪囊炎：沙眼病变侵袭泪道黏膜；④角膜干燥症：结膜瘢痕破坏杯状细胞及阻塞泪腺排出口；⑤角膜混浊：沙眼衣原体可致上皮性角膜炎，角膜血管翳，可发生角膜浸润、倒睫及睑内翻，最终可导致严重的角膜混浊。B项的睑外翻是眼睑外面的皮肤缺损而形成的瘢痕所致。(B)

13. 泡性角结膜炎的发病机制为　(　)

A. 急性细菌感染

B. 慢性细菌感染

C. 急性变态反应

D. 迟发性变态反应

泡性角结膜炎是以结膜、角膜疱疹、结节为特征的迟发性变态反应。其主要的发病机制是微生物导致的结膜、角膜迟发性变态反应，相关的微生物有结核杆菌、葡萄球菌、球孢子菌属及沙眼衣原体等，常见的为结核杆菌或金黄色葡萄球菌。此病多发生于儿童及青少年。(D)

14. 单纯疱疹病毒性角膜炎选用眼药水错误的是　(　)

A. 碘苷

B. 阿昔洛韦(无环鸟苷)

C. 环胞苷

D. 0.1%利福平

单纯疱疹病毒性角膜炎是由单纯疱疹病毒Ⅰ型感染后的复发。原发感染后，病毒可在三叉神经节内长期潜伏下来，当机体抵抗力下降，潜伏的病毒激活，可沿三叉神经至角膜组织，引起单纯疱疹病毒性角膜炎。此病是严重的致盲性眼病。常用的眼药水及眼膏有碘苷(疱疹净)、阿昔洛韦、三氟胸腺嘧啶、环胞苷，以上的药物起抗病毒类的作用。0.1%利福平眼药对沙眼衣原体有抑制作用。(D)

15. 正常眼压的范围是　(　)

A. 11～16mmHg　　B. 10～25mmHg

C. 16～25mmHg　　D. 11～21mmHg

E. 15～21mmHg

眼压是眼球内容物作用于眼球内壁的压力。正常眼压平均值为16mmHg(2.13kPa)，标准差为2.5mmHg(0.33kPa)。通常把平均值±2倍标准差的数值，即11～21mmHg(1.47～2.79kPa)(D)，作为正常眼压范围，代表绝大多数正常人的生理眼压数值。从临床诊断及治疗意义上确定病理性眼压界限：24h眼压差超过8mmHg(1.06kPa)；双眼压差大于5mmHg(0.66 kPa)；眼压超过21mmHg(2.79kPa)；激发试验结果大于正常值应视为异常。(D)

16. 急性闭角性青光眼治疗时应选用的药物

是 （ ）

A. 毛果芸香碱(匹罗卡品)

B. 阿托品

C. 肾上腺素

D. 颠茄类药物

急性闭角型青光眼是一种以眼压急剧升高并伴有相应症状和眼前段组织改变为特征的闭角型青光眼。因发作时常伴有眼部充血,故又称充血性青光眼。治疗时应禁用阿托品、肾上腺素及颠茄类药物,以免瞳孔散大,睫状肌麻痹和扩张(影响房水循环)致眼压升高。缩瞳剂有开放房角,改善房水循环的作用,因而可降低眼压,常用的有毛果芸香碱及毒扁豆碱。(A)

17. 葡萄膜炎局部护理措施不正确的为 （ ）

A. 局部应用散瞳剂

B. 局部应用缩瞳剂

C. 应用糖皮质激素类滴眼液

D. 应用糖皮质激素进行球后注射

免疫反应是葡萄膜炎的重要病因。治疗原则是局部应用免疫抑制剂,如用糖皮质激素滴眼、涂眼及球结膜下注射,对于严重虹膜睫状体炎或脉络膜炎者,可全身应用或球后注射;应用散瞳剂有防止虹膜后粘连,减轻或解除瞳孔括约肌和睫状肌痉挛,减轻虹膜睫状体充血,抑制炎症渗出。如果使用缩瞳剂,则会起到相反的作用。所以B项的局部护理措施是不正确的。(B)

18. 视网膜脱离的护理措施不正确的为 （ ）

A. 充分散瞳

B. 充分缩瞳

C. 使脱离区处于最低位置的卧位

D. 双眼包扎,消除焦虑

视网膜脱离是指视网膜的神经上皮层与色素上皮层之间的分离,分为裂孔性和非裂孔性两大类。视网膜脱离的护理措施为充分散瞳,详细查明脱离区及裂孔处;消除病人焦虑的心情,使之配合手术;让病人了解视网膜脱离的防治措施,要求病人卧位,使脱离区处于最低位置。B项的充分缩瞳不符合处理原则。(B)

19. 散光的临床症状不包括 （ ）

A. 看远物及看近物均不清楚

B. 看远物不清楚而看近物清楚

C. 视觉疲劳

D. 眯眼

散光的临床症状为:①视力:看远及看近均不清楚,似有重影;②视疲劳:头痛、眼胀、流泪、恶心、呕吐;③眯眼:为了达到针孔或裂隙作用,常常表现眯眼,而且看远和看近处均眯眼;④弱视:幼年时期的高度散光易引起弱视。B项的看远物不清楚而看近物清楚是近视的临床症状。(B)

20. 中度近视是指 （ ）

A. ≤3D　　B. ≤6D

C. ≤9D　　D. >6D

E. >9D

在眼的调节静止状态下,平行线经过眼的屈光系统曲折后,聚焦在视网膜之前致使远距离目标在视网膜上成像不清楚,称为近视。近视眼分三度,≤3D为轻度;≤6D为中度;>6D为高度近视。(B)

21. 散光可用哪种镜片矫正 （ ）

A. 凸透镜　　B. 凸面镜

C. 凹透镜　　D. 凹面镜

E. 圆柱镜片

散光是由于眼球各屈光面在各径线的屈光力不等,从而使外界光线不能在视网膜上形成清晰物像的一种屈光不正现象。临床最多见的散光类型是规则散光,并且是可以矫正散光,规则散光是指屈光度最大和最小的两个子午线方向互相垂直,用圆柱镜可以矫正(E)。轻度散光而无明显症状者可不予矫正,有症状者应配戴圆柱镜片,而且要

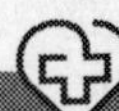

经常戴用。不规则散光可试用角膜接触镜矫正。(E)

22. 治疗弱视最主要和最有效的方法是 (　　)

A. 常规遮盖疗法　B. 后像疗法
C. 压抑疗法　D. 视觉刺激疗法
E. 红色滤光胶片疗法

常规遮盖疗法是治疗弱视最主要和最有效的方法,适用于中心注视及旁中心注视儿童。具体做法是完全遮盖健眼,强迫患眼注视;鼓励患儿用患眼做描画、写字、编织、穿珠子等精细目力的工作。在遮盖期间,务必每周查一次视力,警惕遮盖眼发生遮盖性弱视。若弱视经过治疗视力提高接近健眼时,也可全遮盖改为部分遮盖。(A)

23. 先天性弱视最佳治疗年龄为 (　　)

A. 6岁以下　B. 8岁以下
C. 10岁以下　D. 12岁以下

先天性弱视的患儿一般是在斜视的基础上发生与发展而成。弱视的病因和发病机制是为消除和克服斜视引起的复视和视觉紊乱,大脑皮质抑制由斜视传入的视觉冲动,斜视眼黄斑功能长期被抑制而形成弱视;屈光参差性弱视和形觉剥夺性弱视都是视网膜未能获得足够的刺激,不能参与视功能发育过程而成为弱视。儿童3~5岁时黄斑部视功能开始发育,此时治疗可获得最佳效果,所以弱视的治疗一般从3岁开始。弱视治疗成败与治疗年龄密切相关。6岁以下弱视儿童的治愈率高且疗效容易巩固。年龄越小,治愈率越高。15岁以上的病人难以治愈。(A)

24. 眼化学伤的现场急救措施为 (　　)

A. 就地取净水反复冲洗至少30min
B. 必须取纯净水长时间冲洗
C. 取无菌生理盐水反复冲洗
D. 必须取拮抗性质的溶液反复冲洗

眼化学伤的急救原则是立即对酸碱化学物质进行冲洗,以减少其对眼组织蛋白的凝固与溶解。所以眼化学伤发生后,立即就地取水,现场急救,用大量净水反复冲洗眼部,冲洗时要翻转上、下眼睑,并令病人做眼球上下、左右转动,充分暴露上、下穹隆,彻底冲洗,应至少冲洗30min。酸性眼化学伤者可用5%磺胺嘧啶钠溶液1~2ml球结膜下注射。碱性眼化学伤者用维生素C 1~2ml注射。(A)

25. 交感性眼炎是指 (　　)

A. 一眼球穿通伤或内眼手术后,经一定潜伏期,引起双眼非化脓性肉芽肿性葡萄膜炎
B. 一眼球穿通伤或内眼手术后,经一定潜伏期,引起另一眼非化脓性肉芽肿性葡萄膜炎
C. 一眼球穿通伤或内眼手术后,经一定潜伏期,引起另一眼化脓性肉芽肿性葡萄膜炎
D. 一眼球穿通伤或内眼手术后,经一定潜伏期,引起双眼化脓性肉芽肿性葡萄膜炎
E. 一眼球穿通伤或内眼手术后,经一定潜伏期,引起伤眼化脓性坏死性葡萄膜炎

交感性眼炎是指一眼球穿通伤或内眼手术后,经一定潜伏期引起双眼非化脓性肉芽肿性葡萄膜炎,伤眼称为诱发眼,另一眼称为交感眼(A)。交感性眼炎一般发生于睫状体区的巩膜穿通伤,伴有葡萄膜组织嵌顿于创口或有眼内异物存留的眼球穿通伤,可以引起交感性眼炎。(A)

26. 鼓室的解剖特点不正确的是 (　　)

A. 外壁主要为鼓膜
B. 内壁为前庭和蜗管
C. 前壁下有咽鼓管的鼓室口
D. 后壁上部有鼓窦入口
E. 上壁与颅中窝的大脑颞叶分隔

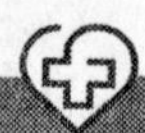

鼓室有六壁:外壁主要为鼓膜;内壁为内耳外侧壁,有水平半规管凸、面神经管凸、前庭窗、鼓岬和蜗窗(B项的内壁为前庭和蜗管是错误的);前壁上有鼓膜张肌半管的开口,下有咽鼓管的鼓室口;后壁上部有鼓窦入口;上壁又称鼓室盖,与颅中窝的大脑颞叶分隔;下壁为一薄骨板,将鼓室与颈静脉球分开。(B)

27. 前庭阶和鼓阶的外淋巴通过哪个部位相通 ( )

A. 蜗孔 B. 前庭窗
C. 蜗窗 D. 椭圆囊
E. 球囊

前庭阶和鼓阶的外淋巴位于内耳。内耳又称迷路,迷路包括骨迷路和膜迷路,膜迷路位于骨迷路之内,二者之间充满外淋巴,膜迷路内含淋巴,内、外淋巴互不相通。前庭阶和鼓阶的外淋巴通过蜗孔相通(A)。前庭阶、中阶和鼓阶是骨蜗管内的三个管腔,鼓蜗管和中央的蜗轴共同构成了耳蜗,耳蜗位于骨迷路的前部。前庭窗和蜗窗位于前庭;椭圆囊和球囊位于膜迷路。(A)

28. 听觉感受器是 ( )

A. Corti器 B. 椭圆囊斑
C. 球囊斑 D. 位觉斑

膜迷路借纤维束固定于骨迷路内,由膜蜗管、椭圆囊、球囊和膜半规管组成,各部之间相互沟通。Corti器位于膜蜗管的基底膜上,为听觉感受器(A)。椭圆囊和球囊内分别有椭圆囊斑和球囊斑,感受位觉,也叫位觉斑。(A)

29. 最大的鼻窦是 ( )

A. 筛窦 B. 额窦
C. 上颌窦 D. 蝶窦

鼻窦共有四对,依其所在的颅骨命名,即上颌窦、筛窦、额窦和蝶窦。最大的鼻窦为上颌窦(C),位于上颌骨体内。因鼻窦的解剖位置特点,所以鼻窦外伤或炎症可引起以下的并发症:上颌窦的窦口位置较高,不易引流,故感染的机会较多,一旦感染后积存脓液,需进行上颌窦穿刺治疗;筛窦病变,如外伤及手术可造成眶内或颅内并发症;额窦的前壁含骨髓,额窦炎症或外伤可致额骨骨髓炎,后壁较薄,故额窦炎可引起脑膜炎或额叶脓肿。(C)

30. 鼻咽癌的好发部位是 ( )

A. 咽鼓管咽口 B. 梨状窝
C. 会厌谷 D. 咽隐窝

咽分为鼻咽、口咽和喉咽三部分。咽鼓管咽口位于鼻咽部,周围有散在的淋巴组织,称咽鼓管扁桃体。咽鼓管咽口的后上方为隐窝,是鼻咽癌的好发部位(D)。梨状窝和会厌谷在喉咽部,异物常停留在会厌谷。(D)

31. 喉腔最狭窄处是 ( )

A. 喉室 B. 声门
C. 声门下区 D. 室带

喉腔由于声带的分割可分为声门上区、声门区和声门下区三部分。声门区位于声带之间,声带张开时,出现一等腰三角形的裂隙称为声门裂,简称声门,为喉腔最狭窄处。(B)

32. 下列哪一支喉神经容易损伤 ( )

A. 喉上神经 B. 喉上神经外支
C. 右侧喉返神经 D. 左侧喉返神经

支配喉的神经有喉上神经和喉返神经,两者均为迷走神经分支。喉上神经于舌骨大角平面分为内、外两支。外支属运动神经,内支为感觉神经。左侧喉返神经的径路较右侧为长,故易受损害。(D)

33. 异物易落入的支气管为 ( )

A. 右主支气管
B. 左主支气管
C. 右肺叶支气管
D. 左肺叶支气管

右主支气管较粗且短,长约2.5cm,与气管纵轴之延长线约成25°角,因此异物易落入右主支气管(A)。右主支气管有上、中、下3个肺叶支气管。左主支气管较右主支气管细而长,其长度约为5cm,与支气管纵轴延长线约呈45°角,因此异物不易落入左主支气管(B)。左主气管有上、下两个肺叶支气管。(A)

34. 上颌窦的穿刺部位是　(　)
A. 距下鼻甲前端1~1.5cm下鼻甲附着处
B. 距中鼻甲前端1~1.5cm中鼻甲附着处
C. 距上鼻甲前端1~1.5cm上鼻甲附着处
D. 距中鼻甲前端0.5~1cm中鼻甲附着处
E. 距上鼻甲前端0.5~1cm上鼻甲附着处

诊断和治疗慢性化脓性上颌窦炎时,常用上颌窦穿刺冲洗法,穿刺部位在距下鼻甲前端1~1.5cm下鼻甲附着处(A)。针头斜面朝向鼻中隔一侧,在穿刺点下针,向同侧耳郭上缘方向用力刺入上颌窦内侧壁,穿刺针进入窦腔后有落空感。(A)

35. 外耳道炎的重要特征是　(　)
A. 听力下降及耳鸣
B. 眩晕及耳屏压痛
C. 耳郭牵拉痛及耳屏压痛
D. 听力下降及耳郭牵拉痛
E. 耳鸣及眩晕

外耳道炎为细菌感染所致外耳道弥漫性非特异性炎症。其临床症状与体征是:外耳道灼热、痒感、疼痛,有时有搏动性剧痛,张口或咀嚼时加重,伴全身不适、体温升高。小儿常表现为哭闹、烦躁、频频用手抓耳等。一般耳郭牵拉痛及耳屏压痛为本症的重要特征(C)。当小儿哭闹待查、找不到阳性体征时,应考虑外耳道感染。视诊可见外耳道软骨部皮肤呈弥漫性充血、肿胀,局部触痛明显,有时表皮糜烂或有少许渗出。(C)

36. 分泌性中耳炎是　(　)
A. 以鼓室积液和听力下降为特征的中耳非化脓性炎性疾病
B. 以鼓室积液和耳鸣为特征的中耳化脓性炎性疾病
C. 以耳鸣和听力下降为特征的中耳化脓性炎性疾病
D. 以耳鸣和听力下降为特征的中耳非化脓性炎性疾病
E. 以鼓室积液和耳鸣为特征的中耳非化脓性炎性疾病

分泌性中耳炎是以鼓室积液和听力下降为特征的中耳非化脓性炎性疾病。当中耳积液极为黏稠而呈胶冻状者,称为胶耳。所以应选择A。本病的病因尚不明确,目前认为主要的病因与咽鼓管功能障碍、感染和免疫反应有关。(A)

37. 急性鼓膜损伤不正确的紧急护理措施为　(　)
A. 不可擤鼻　B. 滴抗生素
C. 不可滴药　D. 不可进水

急性鼓膜损伤不可擤鼻、外耳道进水或滴药。如果滴抗生素,会发生中耳感染,延误鼓膜之愈合,所以应选择B。急性鼓膜损伤除以上的护理措施外,可遵医嘱全身应用抗生素;外耳道用75%乙醇棉球拭净,外耳门用消毒干棉球填塞。(B)

38. 临床表现为阵发性眩晕、恶心、呕吐和平衡失调,应考虑以下哪项耳源性并发症　(　)
A. 耳源性脑脓肿
B. 耳源性脑膜炎
C. 乙状窦血栓性静脉炎
D. 迷路炎

迷路炎即内耳炎,为中耳感染侵入迷路所致。表现为阵发性眩晕、恶心、呕吐和平衡失调。在摇动头部、改变体位和耳内滴药时症状加重(应选择D)。迷路炎有时可见严重的自发性眩晕。病人双目紧闭,卧床不能活动。眩晕发作时可见自发性眼球震颤,呈水平性,快动相(眼球震颤可分为快动相和慢动相)向健侧。听力损失可表现为患耳

传导性耳聋或混合性耳聋,甚至为永久性耳聋。(D)

39. 怀疑迷路窗膜破裂时,病人的卧位应为 ( )

A. 平卧位　　B. 头高脚低位

C. 30°半卧位　　D. 半卧位

迷路窗膜破裂是特发性耳聋的致病原因之一。怀疑迷路窗膜破裂时,让病人呈30°半卧位,患耳向上,使窗膜保持在水平位。24h后,行纯音听力测定,观察听力有无提高。(C)

40. 慢性单纯性鼻炎的临床表现不正确的是 ( )

A. 耳鸣、耳闭塞感

B. 使用减充血剂黏膜收缩明显

C. 头痛头晕

D. 黏液性鼻涕

E. 间歇性鼻塞

慢性单纯性鼻炎的临床表现为:间歇性或两侧交替性鼻塞;黏液性鼻涕;可有头痛、头晕;没有嗅觉减退和耳鸣、耳闭塞感;下鼻甲黏膜充血肿胀、表面光滑。耳鸣、耳闭塞感不是慢性单纯性鼻炎的临床表现,是慢性肥厚性鼻炎的临床表现。(A)

41. 以下哪项不是慢性单纯性鼻炎的症状 ( )

A. 持续性鼻塞

B. 黏液性鼻涕

C. 嗅觉减退不明显

D. 没有耳鸣、耳塞感

持续性鼻塞是慢性肥厚性鼻炎的临床表现(A),肥厚性鼻炎的下鼻甲黏膜肥厚,表面光滑或不平,可呈结节状,桑葚状或分叶状,鼻甲骨可肥大。鼻黏膜对黏膜收缩剂不收缩或轻微收缩,所以持续性鼻塞是慢性肥厚性鼻炎的典型临床表现,也是与慢性单纯性鼻炎的根本区别。(A)

42. 急性上颌窦炎头痛的特点为 ( )

A. 上颌及前额疼痛,可伴有上列磨牙痛

B. 疼痛局限于内眦或鼻根前,可放射至头顶部

C. 前额部剧痛,具有明显的周期痛

D. 眼球深部钝痛

头痛是鼻窦炎的共有临床症状,依受累鼻窦不同而产生不同的特点。急性上颌窦炎的疼痛是上颌及前额疼痛,可伴有上列磨牙痛,晨起轻,午后重(A);急性筛窦炎疼痛局限于内眦或鼻根前,可放射至头顶部(B),有时为眼球后方疼痛,转动眼球或以指按压眼球时疼痛加重,晨起渐重,午后转轻;急性额窦炎前额部剧痛,具有明显的周期痛(C),晨起时即感头痛,逐渐加重,中午最烈,午后减轻,晚间消失;急性蝶窦炎颅底或眼球深部钝痛(D),可放射至头顶及耳后,亦可引起枕部疼痛,晨起轻,午后重。(A)

43. 内眦压痛,晨起渐重,午后减轻的疼痛表现为急性化脓性鼻窦炎,应属于 ( )

A. 急性上颌窦炎　　B. 急性筛窦炎

C. 急性额窦炎　　D. 急性蝶窦炎

急性上颌窦炎:颌及前额疼痛,可伴有上列磨牙痛,晨起轻,午后重;急性筛窦炎:疼痛局限于内眦或鼻根前,可放射至头顶部,有时可为眼球后方疼痛,转动眼球或以指按压眼球时疼痛加重,晨起渐重,午后转轻;急性额窦炎:前额部剧痛,具有明显的周期痛,晨起时即感头痛,逐渐加重,中午最烈,午后减轻,晚间消失;急性蝶窦炎:颅底或眼球深部钝痛,可放射至头顶及耳后,亦可引起枕部疼痛,晨起轻,午后重。(B)

44. 急性扁桃体炎不正确的治疗护理措施是 ( )

A. 多饮水,通便

B. 首选青霉素治疗

C. 反复发作者急性期即行手术

D. 选用复方硼砂溶液漱口

扁桃体有免疫作用，特别是儿童期的咽部淋巴组织具有比成人更为重要的防御功能，任意切除这些组织将削弱局部免疫作用，降低呼吸道抵抗感染的免疫力，出现免疫监视障碍。所以施行扁桃体切除术应严格掌握适应证。因为当扁桃体炎急性发作时，扁桃体周围组织脆性增加，易止血；另外，咽部血管、淋巴丰富，极易使扁桃体局部的炎症扩散。如频繁反复发生急性扁桃体炎者，特别是有并发症史的病人，应待急性炎症消退一个月后施行扁桃体切除术。(C)。

45. 慢性咽炎的症状不包括　(　　)

A. 咽部异物感　B. 咽部干燥感

C. 刺激性咳嗽　D. 咳痰

E. 咽部灼热、微痛

慢性咽炎可有各种不适感受，如异物感、发痒、灼热、微痛等。分泌物黏稠，常附于咽后壁，可引起刺激性干咳，晨起用力咳出分泌物时，甚至恶心、呕吐。因慢性咽炎系咽部黏膜、黏膜下组织及淋巴组织弥漫性炎症，痰液的产生是由气管炎症引起的，所以慢性咽炎不包括咳痰症状。(D)

46. 下列哪项不是慢性咽炎的典型症状与体征　(　　)

A. 异物、干燥感、发痒、灼热感等

B. 有分泌物，黏稠，常附于咽后壁

C. 刺激性咳嗽，晨起用力咳出，常引起恶心、呕吐

D. 全身症状明显

慢性咽炎是咽部黏膜、黏膜下组织及淋巴组织的慢性弥漫性炎症，常为上呼吸道慢性炎症的一部分。发病因素多由急性咽炎反复发作，患有鼻腔疾病或慢性扁桃体炎，局部长期受刺激，以及全身慢性疾病等。病理上可将其分为慢性单纯性咽炎和慢性肥厚性咽炎。慢性咽炎可有各种不适感受，如异物感、咽后壁附有黏稠分泌物、刺激性干咳等。因为慢性咽炎是咽部的慢性局部炎症，所以全身症状多不明显。(D)

47. 急性咽后脓肿破溃而发生误吸脓液时，病人应立即采取的卧位是　(　　)

A. 头低脚高位

B. 仰卧位头偏向一侧

C. 侧卧位

D. 俯卧位

急性咽后脓肿破溃而发生误吸脓液时，应将病人取头低脚高位，以防止发生急性窒息(A)。急性咽后脓肿的患儿应随时密切观察呼吸情况，并采取必要的措施，以防脓肿破裂而误吸，如患儿应取仰卧位，头侧向一边，须保持安静，以免哭闹时脓肿破裂而误吸脓液造成窒息；床旁应备有直接喉镜、吸引器和气管切开包，以备紧急切开吸出脓液。脓肿切开前要穿刺减压，切开引流后需每日扩张引流，确保引流通畅，方可痊愈。(A)

48. 急性咽后脓肿临床表现不正确的是　(　　)

A. 讲话含糊不清，似口中有异物

B. 颈部僵直，头偏向患侧

C. 有“空、空”样咳嗽

D. 哭声似鸭鸣

E. 脓肿增大，可出现吸气性呼吸困难

急性咽后脓肿常见于三岁以下婴幼儿，起病较急，常有畏寒发热、咽痛、拒食、吸奶时吐奶或奶汁反流入鼻腔，讲话含混不清，似口中含物，哭声似鸭鸣。脓肿增大，可出现吸气性呼吸困难。病人颈部僵直，头偏向患侧以减轻疼痛与呼吸困难。“空、空”样咳嗽是急性喉炎的表现。(C)

49. 鼻咽癌的发病主要与哪种病毒有关　(　　)

A. EB 病毒　B. 疱疹病毒

C. 埃可病毒　D. 柯萨奇病毒

鼻咽癌的发病主要为 EB 病毒。从鼻咽癌病人的血清中查出 EB 病毒抗体，并且抗体

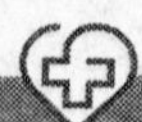

滴度随病情发展而升高。从鼻咽癌活组织培养的淋巴母细胞中也分离出EB病毒。(A)

50. 鼻咽癌的主要治疗手段是 ( )

A. 手术治疗

B. 放射治疗

C. 化学治疗

D. 手术与化疗联合

鼻咽癌对放疗比较敏感,早期放疗后5年生存率可达60% ~70%,鼻咽癌的主要治疗手段为放射治疗。手术治疗方法仅适用于少数对放疗不敏感的肿瘤或放疗后颈部转移之淋巴结仍未消退者,化疗方法用于晚期病例、放疗后复发或远处转移者。(B)

51. 阻塞性睡眠呼吸暂停综合征(OSAS)是指 ( )

A. 在夜间7h睡眠中,呼吸暂停30次以上,每次中断时间为,成人10s以上,儿童20s以上

B. 在夜间7h睡眠中,呼吸暂停35次以上,每次中断时间为,成人10s以上,儿童15s以上

C. 在夜间7h睡眠中,呼吸暂停40次以上,每次中断时间为,成人10s以上,儿童20s以上

D. 在夜间7h睡眠中,呼吸暂停45次以上,每次中断时间为,成人20s以上,儿童10s以上

E. 在夜间7h睡眠中,呼吸暂停50次以上,每次中断时间为,成人10s以上,儿童20s以上

阻塞性睡眠呼吸暂停综合征为一种睡眠障碍性疾病。病人在夜间7h睡眠中,呼吸暂停30次以上,每次中断时间为,成人10s以上,儿童20s以上,并伴有血氧饱和度下降等一系列病理生理改变(A)。正常呼吸时,外界空气进入肺泡进行气体交换,交换的关键是喉以上的呼吸道。病人已存在上呼吸道病变、肥胖以及老年退行性病变等,在夜间病人睡眠状态时,不能自行调节,迷走神经兴奋,喉部肌肉松弛,常出现呼吸道受阻的一系列临床症状。(A)

52. 以声音嘶哑为主要症状的疾病是 ( )

A. 急性咽炎　B. 慢性咽炎

C. 急性喉炎　D. 急性扁桃体炎

急性咽炎主要临床症状是初期咽部干燥、灼热,继而吞咽疼痛;慢性咽炎有各种不适感,但以异物感、干燥、发痒等为主;急性扁桃体炎局部和全身症状较重,常有高热、咽痛剧烈、吞咽困难等;声音嘶哑为急性喉炎的主要症状,严重者只能做耳语,甚至完全失音。(C)

53. 以下哪项不是急性喉炎的临床症状 ( )

A. 发热

B. 声音嘶哑

C. 早期咳嗽为干咳无痰,晚期有稠脓痰

D. 呼气性呼吸困难

急性喉炎的表现有发热、畏寒及全身不适等,声音嘶哑、喉痛及早期干咳,晚期常有黏脓性分泌物。因小儿喉部解剖特点,发炎后易肿胀发生喉阻塞,临床表现常有"空、空"样咳嗽和吸气性呼吸困难,不是呼气性呼吸困难。(D)

54. 全喉切除术后护理哪项是错误的 ( )

A. 床头抬高50°~70°

B. 术后24~48h内用胃肠减压

C. 伤口负压引流并保持通畅

D. 术后10天内勿做吞咽动作

全喉切除术后,应将床头抬高30°~45°(A),有利于术后病人呼吸和减轻水肿,同时可使头颈部轻度前倾,以减轻颈部皮肤切口缝合的张力;术后24~48h内用胃肠减压,依靠静脉供给营养;胃肠功能恢复正常后,可鼻饲饮食,术后10天可拔除鼻饲管;

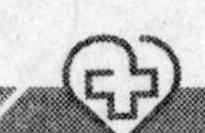

保持负压引流通畅，并记录每日引流量，如24h引流量不到10ml，可拔除引流管；术后10天内勿做吞咽动作，将口中血性分泌物吸除或吐出；并做好气管套管和失语的护理。(A)

55. 安静时出现吸气性呼吸困难，活动时加重，但不影响睡眠和进食，无烦躁。估计为几度的喉阻塞呼吸困难　(　)

A. 一度　B. 二度
C. 三度　D. 四度

喉阻塞引起的呼吸困难分为四度，一度：安静时无呼吸困难，哭闹时出现轻度吸气性呼吸困难，吸气期喉喘鸣和软组织凹陷；二度：安静时也出现呼吸困难，吸气期喉喘鸣和软组织凹陷，活动时加重，但不影响睡眠和进食，无烦躁不安，脉搏尚正常(B)；三度：吸气性呼吸困难、喉喘鸣和软组织凹陷明显，而且因缺氧出现烦躁不安、脉搏加快、血压增高，不愿进食等症状；四度：呼吸极为困难，病人坐卧不安，手足乱动、面色苍白或发绀等严重缺氧和二氧化碳蓄积症状。(B)

56. 喉阻塞的主要特征是　(　)

A. 发绀
B. 呼气性呼吸困难
C. 声音嘶哑
D. 吸气性呼吸困难
E. 吞咽困难

因喉的解剖生理和空气动力学的特点，喉阻塞的主要特征是吸气性呼吸困难，表现为吸气运动加强，时间延长，吸气深而慢；而呼气时间缩短(D)。其他的症状和体征有：①吸气期喉喘鸣：由于吸入气流通过狭窄的声门裂，产生空气湍流反击声带，使之颤动而产生的一种尖锐鸣声；②吸气期软组织凹陷(四凹征)：由于吸气困难，胸腔内负压增加，将胸壁及其周围的软组织吸入，可出现胸骨上和锁骨上窝、肋间隙、剑突下和上腹部吸气期的凹陷；③若病变累及声带，可出现声嘶；④因缺氧可出现发绀等症状。(D)

57. 腮腺管开口于哪个部位　(　)

A. 与上颌第一磨牙相对颊黏膜上的突起肉阜
B. 与上颌第二磨牙相对颊黏膜上的突起肉阜
C. 与上颌第三磨牙相对颊黏膜上的突起肉阜
D. 与下颌第三磨牙相对颊黏膜上的突起肉阜
E. 与下颌第二磨牙相对颊黏膜上的突起肉阜

与上颌第二磨牙相对颊黏膜上的突起肉阜为腮腺导管开口处(B)。当急性或慢性化脓性腮腺炎时，可按摩腮腺，观察腮腺管口有无脓液流出；当流行性腮腺炎时，除询问流行史，观察腮腺有无肿大外，还要观察腮腺管口有无发红。(B)

58. 鼻腭神经阻滞麻醉的进针标志是　(　)

A. 颊垫尖　B. 腭大孔
C. 腭腺　D. 切牙孔

腭分为前2/3的硬腭和后1/3的软腭两部分。硬腭覆盖以致密的黏骨膜，在两中切牙间后方的突起称切牙乳头，其下为切牙孔，是鼻腭神经阻滞麻醉的进针标志。所以应选择D。在硬腭后缘前约0.5cm及从腭中线至第二磨牙腭侧缘的外、中1/3交界处，左右各有一孔称腭大孔，有腭前神经、血管通过，向前分布于尖牙腭侧以后的黏膜骨膜和牙龈，腭大孔为阻滞麻醉(腭神经)的常用部位。(D)

59. 对苦味敏感的舌体部位是　(　)

A. 舌尖部　B. 舌缘部
C. 舌根部　D. 舌背
E. 舌腹

舌的味觉神经为面神经(第Ⅶ对脑神经)的鼓索支，其加入舌神经内，分布于舌黏

膜。舌尖部对甜、辣、咸味敏感,舌缘对酸味敏感,舌根部对苦味敏感。所以应选择C。舌的感觉神经:舌神经分布在舌前2/3处(第Ⅴ对脑神经分支);舌咽神经分布在舌后1/3处(第Ⅸ对脑神经);舌的运动为舌下神经(第Ⅻ对脑神经)支配。(C)

60. 颌面部唯一可活动而又坚实的骨骼是 ( )

A. 下颌骨　B. 上颌骨
C. 鼻骨　D. 牙槽骨

下颌骨是颌面部唯一可活动而又最坚实的骨骼,两侧对称,在正中线融合成弓形。所以应选择A。下颌骨分水平部和垂直部。水平部为下颌骨体,垂直部为左、右两下支。下颌骨在颌面诸骨中体积最大、面积最广、位置也最突出,其髁状突颈部、下颌角、颏孔、正中联合等比较薄弱处,为骨折的好发部位。骨折后,由于周围肌肉的收缩牵拉,常造成骨折片的明显移位;下颌骨血运较上颌骨差,主要由下牙槽动脉供应,骨皮层厚,发生骨髓炎较上颌骨多而且重,下颌骨骨折的愈合也较上颌骨慢。(A)

61. 最大的涎腺是 ( )

A. 颌下腺　B. 腮腺
C. 舌下腺　D. 腭扁桃体

涎腺又称唾液腺,分为浆液腺、黏液腺和混合腺,分为大、小两种。大的唾液腺有三对,即腮腺、颌下腺和舌下腺。腮腺是涎腺中最大的一对(B),属浆液腺,位于两侧外耳道前下方和颌后窝内。导管长5~7cm,管腔直径约3mm,在腺体前缘近上端发出,行至咬肌前缘时,呈直角向内穿过颊肌,开口于颊黏膜上的腮腺导管乳头,正对上颌第一、第二磨牙牙冠处。(B)

62. 上下切牙的切缘间距离为1~2cm,属于以下哪种张口异常 ( )

A. 张口过度　B. 轻度张口受限
C. 中度张口受限　D. 重度张口受限

轻度张口受限:上、下切牙的切缘间距离为2~3cm;中度张口受限:上、下切牙的切缘间距离为1~2cm(C);重度张口受限:上、下切牙的切缘间距离不足1cm;张口过度:张口度超过4.5cm。临床常见翼外肌痉挛使下颌张口受限,翼外肌亢进者可致张口过度。(C)

63. 以下哪项张口异常的判断是错误的 ( )

A. 上、下切牙的切缘间距为2~3cm为轻度张口受限
B. 上、下切牙的切缘间距为1~2cm为中度张口受限
C. 上、下切牙的切缘间距为1~2cm为重度张口受限
D. 上、下切牙的切缘间距不足1cm为重度张口受限

轻度张口受限:上、下切牙的切缘间距离为2~3cm;中度张口受限:上、下切牙的切缘间距离为1~2cm;重度张口受限:上、下切牙的切缘间距离不足1cm;张口过度张口度超过4.5cm。C项的内容是错误的。(C)

64. 牙髓炎的主要病因是 ( )

A. 外伤　B. 电流刺激
C. 牙龈炎　D. 牙周炎
E. 深龋

牙髓炎多由细菌感染引起,感染主要来自深龋。龋洞内的细菌及毒素可通过牙本质小管侵入牙髓组织或经龋洞直接进入牙髓质引起牙髓炎(E)。其次是牙周组织疾病引起的逆行感染。另外,外伤、化学药物及物理因素如温度、电流刺激亦可引起牙髓炎。(E)

65. 急性牙髓炎最有效的止痛方法是 ( )

A. 开髓减压　B. 口服止痛药
C. 拔牙　D. 阻滞麻醉

急性牙髓炎主要症状是难以忍受的疼

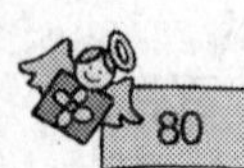

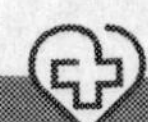

痛,故应首先止痛。最有效的止痛方法是开髓减压(A)。急性牙髓炎主要的临床特征是自发性、阵发性剧烈疼痛。夜间及冷热刺激疼痛加重。当牙髓化脓时对热刺激极为敏感,而对冷刺激则能缓解疼痛,疼痛常不能定位,呈放射性,故病人不能准确指出患牙部位。(A)

66. 牙龈炎的临床表现有 ( )
 A. 牙齿松动
 B. 牙槽骨破坏
 C. 真性牙周袋形成
 D. 牙龈发痒、发胀感

牙龈炎只局限于龈乳头和龈缘炎症,严重时可累及附着龈。所以牙龈炎一般无明显症状,偶有牙龈发痒、发胀感。病人往往因机械性刺激,如刷牙、咀嚼、说话、吸吮等引起出血而来就诊。所以应选择D。牙龈炎无牙齿松动、牙槽骨改变和真性牙周袋形成,这三项是牙周病的临床症状。(D)

67. 牙周炎的临床表现有 ( )
 A. 牙龈红肿出血
 B. 假性牙周袋形成
 C. 牙齿无松动
 D. 牙槽骨未被破坏吸收

牙周炎是牙周组织皆受累的一种慢性破坏性疾病,即牙龈、牙周膜、牙骨质及牙槽骨均有改变。牙周袋形成是主要的临床特征。牙周炎的临床表现有:牙龈红肿、出血,牙周袋形成,牙龈溢脓,牙齿松动,牙周形成脓肿。以上各项只有A的牙龈红肿出血符合牙周炎的临床表现。(A)

68. 疱疹性口腔炎的病因不包括 ( )
 A. 由潜伏于正常人体细胞内的Ⅰ型单纯疱疹病毒感染
 B. 由潜伏于正常人体细胞内的Ⅱ型单纯疱疹病毒感染
 C. 抵抗力低下时,体内潜伏的疱疹病毒可活跃增殖,导致疱疹复发
 D. 局部因素刺激时,体内潜伏的疱疹病毒可活跃增殖,导致疱疹复发

疱疹性口腔炎主要由Ⅰ型单纯疱疹病毒感染引起。病毒常潜伏于正常人体细胞内,上呼吸道感染、月经期、消化不良等导致机体抵抗力低,或存在局部因素刺激时,疱疹病毒可活跃增殖,导致疱疹复发。A、C、D三项都是疱疹性口腔炎的病因。传播途径为唾液飞沫和接触传播。(B)

69. 被认为是口腔黏膜的癌前病变是 ( )
 A. 复发性口疮
 B. 白塞综合征
 C. 疱疹性口炎
 D. 口腔白色念珠菌病
 E. 口腔黏膜白斑

被认为口腔黏膜的癌前病变是口腔黏膜白斑。口腔黏膜白斑是指发生在口腔黏膜上的角化性白色斑块,为一种慢性浅层病损,因组织学上有角化不良或不典型增生等改变,被认为是一种口腔黏膜的癌前病变。所以应选择E。复发性口疮也称复发性阿弗他溃疡,一般认为是一种自身免疫性疾病;口腔白色念珠菌病亦称鹅口疮,是一种口腔黏膜传染性疾病;白塞综合征是一本质上为血管炎、病因尚不清楚的自身免疫性全身性疾病,本病在局部的特征是复发性口腔溃疡、阴部溃疡和眼色素膜炎的三联征。(E)

70. 冠周炎多发生于 ( )
 A. 下颌第一磨牙
 B. 下颌第二磨牙
 C. 下颌第三磨牙
 D. 上颌第一磨牙
 E. 上颌第二磨牙

冠周炎多发生于下颌第三磨牙(C),所以又称为下颌第三磨牙冠周炎或智齿冠周炎,是指第三磨牙萌出不全,牙冠周围软组

织发生的炎症。多发生于18~25岁。(C)

71. 下列哪个部位出血可采取压迫下颌角切迹处的颌外动脉 ( )
A. 颜面出血
B. 颞部出血
C. 头顶出血
D. 前额出血
E. 头颈部大出血

颞部、头顶、前额部出血,可压迫耳屏前、下颌髁状突上方凹陷处的颞浅动脉(BCD)。颜面出血可压迫下颌角前切迹处之颌外动脉(A)。头颈部大出血,在紧急时,可在胸锁乳突肌中份前缘(E),以手指触到搏动后,向后压迫于第六颈椎横突上,压迫时间不超过3~5min,注意因压迫可导致心律失常,甚至心搏骤停。(A)

72. 口腔颌面部损伤窒息不正确的护理措施是 ( )
A. 立即给氧
B. 解除梗阻
C. 放入通气管
D. 改变病人体位:神志清楚时,使其面部向下;神志不清时,可采取仰卧位,头偏向健侧

口腔颌面部损伤窒息应立即解除梗阻;改变病人体位:神志清楚时,使其面部向下,神志不清时,可采取仰卧位,头偏向健侧;放入通气管;使用呼吸兴奋剂;环甲膜穿刺或气管切开。A项的立即给氧起不到任何急救效果。(A)

73. 上唇部分裂,但鼻底完整属于 ( )
A. 浅Ⅰ度唇裂　B. Ⅰ度唇裂
C. Ⅱ度唇裂　D. Ⅲ度唇裂

唇裂根据裂隙的程度分为三度,Ⅰ度唇裂:只限于红唇部裂开;Ⅱ度唇裂:上唇分裂,但鼻底完整(C);Ⅲ度唇裂:上唇、鼻底完全裂开。唇裂手术的年龄,主要依据患儿健康状况和畸形程度等做出决定,一般认为,单侧唇裂整复术最适宜的年龄是3~6个月左右;双侧唇裂推迟到6~12个月左右;施行腭裂手术的年龄,应根据手术的条件决定,最小年龄可在2~3岁,亦可在6~10岁进行。(C)

74. 唇裂患儿术后麻醉清醒回病房,应采取的卧位是 ( )
A. 仰卧位,头偏向一侧
B. 屈膝侧卧位,头偏向一侧
C. 半坐卧位
D. 俯卧位

唇裂患儿术后的体位非常重要,正确的体位可以保证手术伤口的愈合。术后清醒回病房后,应取屈膝侧卧位,头偏向一侧,以利于口内分泌物流出。病室宜温暖,避免术后感冒流涕,导致创口糜烂,甚至裂开。(B)

75. 腭裂手术后,不正确的护理措施是 ( )
A. 麻醉完全清醒后,取头高卧位
B. 保持腭护板固定,防松脱
C. 术后保持患儿安静,防哭闹、咳嗽、感冒
D. 麻醉清醒后,4h如无呕吐,可行奶瓶喂奶
E. 术后2周拆线,1~2个月作语音训练

麻醉完全清醒后,取头高卧位(A),保持呼吸道通畅,随时吸出口、鼻腔血性渗出物和呕吐物;保持腭护板固定,防松脱(B);术后保持患儿安静,防哭闹、咳嗽、感冒,以免增加腭部伤口张力(C);术后2周拆线,1~2个月作语音训练(E),麻醉清醒后4h,如无呕吐,可先给予少量葡萄糖水,继而可用小汤匙或滴管胃饲牛奶,而D项中的用奶瓶喂奶,则需要吸吮动作,不利于伤口愈合,所以是错误的。(D)

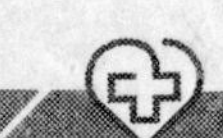

二、多选题及题解

1. 角膜各层损伤后具有再生能力的是（　　）

A. 上皮细胞层　　B. 前弹力层
C. 基质层　　D. 后弹力层
E. 内皮细胞层

角膜由外向内分成五层：分别是上皮细胞层、前弹力层、基质层、后弹力层和内皮细胞层。角膜上皮细胞层损伤后再生较快(A)，前弹力层无再生能力，基质层损伤后不能再生，且有瘢痕形成，后弹力层损伤后可再生(D)，内皮细胞层受损不再生，只能依靠附近的内皮细胞扩展和移行来填补。(AD)

2. 瞳孔括约肌的生理与作用是（　　）

A. 由交感神经支配
B. 由副交感神经支配
C. 缩瞳作用
D. 散瞳作用

瞳孔是虹膜中央的一个 2.5 ~ 4mm 的圆孔，虹膜位于角膜后面，晶状体前面。虹膜组织内有两种肌肉：环绕瞳孔周围的瞳孔括约肌，由副交感神经支配，司缩瞳作用(BC)；向虹膜周边部呈放射状排列的瞳孔开大肌，由交感神经支配，司散瞳作用。A、D 两项是指瞳孔开大肌的散瞳功能。(BC)

3. 脉络膜的解剖生理特点是（　　）

A. 有丰富的血管
B. 有丰富的色素细胞
C. 血管多，血容量大
D. 无感觉神经分布

脉络膜为血管膜的后部，介于视网膜与巩膜之间，有丰富的血管和色素细胞。有充分遮光暗房作用，能提高视网膜的像质。脉络膜有三个血管丛，从外向内：大血管层、中血管层、毛细血管层。脉络膜血液主要来自睫状体后短动脉，血管多，血容量大，约占眼球总血量的 65%。脉络膜血循环供视网膜外层营养，血中病原体易经脉络膜扩散。脉络膜无感觉神经分布，故脉络膜炎症不引起疼痛。(ABCD)

4. 角膜的组织和生理特点有（　　）

A. 透明
B. 无血管
C. 丰富的神经末梢，感觉敏锐
D. 代谢快

角膜的组织和生理的特点有：透明、无血管，由泪液、房水、周围血管及神经支提供营养，角膜表面从大气中获得氧气，角膜前的泪膜有防止角膜干燥和上皮的细胞角化作用，以保持角膜平滑和光学特性；感觉敏锐，含有丰富的三叉神经眼支的睫状神经末梢纤维，分布于上皮细胞和实质层内；代谢缓慢(D 项是错误的)，由于角膜无血管，营养物质和氧气只能从角膜缘血管网、房水、泪器和大气中摄取，故在病理情况下，修复过程亦较缓慢。(ABC)

5. 视杆细胞的功能有（　　）

A. 明视觉　　B. 色觉
C. 无色视觉　　D. 暗视觉

视信息在视网膜内形成视觉神经冲动，以三个神经元传递，即光感受器—双极细胞—神经节细胞。光感受器是视网膜上的第一级神经元，分视杆细胞和视锥细胞两种。视杆细胞感弱光(暗视觉)和无色视觉(CD)；视锥细胞感强光(明视觉)和色觉。(CD)

6. 由动眼神经支配的眼外肌有（　　）

A. 外直肌　　B. 内直肌
C. 上斜肌　　D. 下斜肌

每只眼的眼外肌有 6 条，由 4 条直肌(上、下、内、外直肌)和 2 条斜肌(上、下斜肌)组成。除外直肌受展神经支配、上斜肌

受滑车神经支配外，其余四肌皆受动眼神经支配。(BD)

7. 睫状充血的特点有 ( )

A. 充血部位以角巩膜缘周围为主

B. 推动球结膜，血管随之移动

C. 血管呈放射状

D. 用血管收缩剂，充血稍减，但不变白

角膜炎、虹膜睫状体炎、青光眼等可引起睫状充血。睫状充血颜色为紫红色；充血部位以角巩膜缘周围为主；出血形态为血管呈放射状，形态模糊不清；推动球结膜时，血管无移动性；使用血管收缩剂后充血稍减，但不变白；一般无分泌物。推动球结膜，血管随之移动是结膜充血的表现。(ACD)

8. 内眼术前眼部消毒应为 ( )

A. 再次用洗眼溶液冲洗结膜囊

B. 戴帽包裹头发后，常规消毒眼部

C. 涂擦睫毛根，再绕睑裂向四周，上至眉发际，下至上唇

D. 涂擦睫毛根，再绕睑裂向四周，上至眉发际，下至鼻根部

术前常规用抗生素滴眼，术日晨用温度适宜的洗眼溶液冲洗结膜囊，并遮盖无菌眼垫。内眼术前，眼部消毒方法为：再次用洗眼溶液冲洗结膜囊，戴帽包裹头发后，常规消毒眼部，涂擦睫毛根，再绕睑裂向四周，上至眉发际，下至上唇，铺巾。D项的下至鼻根部，不够消毒面积的要求。(ABC)

9. 泪囊炎手术后的护理措施应为 ( )

A. 术后采取平卧位

B. 术后采取半卧位

C. 术后第二天进行泪道冲洗

D. 术后第三天进行泪道冲洗

泪囊炎手术后应采取半卧位，利于伤口积血的引流，减少出血量；手术当天勿进过热饮食；出血较多者，可颊部冰敷；嘱病人勿拉鼻腔填塞物及用力擤鼻，用1%麻黄碱液滴鼻，有利于引流；术后第三天进行泪道冲洗，连续冲洗泪道并保持泪道通畅。(BD)

10. 内睑腺炎切开引流时，正确的处理有 ( )

A. 应在皮肤面切开

B. 应在结膜面切开

C. 切口与睑缘平行

D. 切口与睑缘垂直

睑腺炎按其感染的腺体不同，可分为外睑腺炎和内睑腺炎。外睑腺炎是睫毛毛囊或其附属的皮脂腺感染；内睑腺炎是睑板腺感染。睑腺炎脓肿形成后，如未破溃或虽破溃但排脓不畅者，应切开引流。外睑腺炎应在皮肤面切开，因上、下眼睑的皮纹是横向走行，所以切口与睑缘平行，如形成伤痕，可形如双眼皮。内睑腺炎，因睑板腺是与睑缘垂直，如横切口，就会损伤睑板腺，所以切口应与睑缘垂直。(BD)

11. 淋球菌性结膜炎的处理措施正确的是 ( )

A. 选择1∶5000单位青霉素液冲洗

B. 除了频繁滴眼液，还可全身应用抗生素

C. 用1%硝酸银液预防新生儿淋球菌性结膜炎

D. 单眼冲洗时，勿将冲洗液溅入健眼

淋球菌性结膜炎是由淋病奈瑟菌感染所致。淋球菌性结膜炎对青霉素最为敏感。所以淋球菌性结膜炎选择1∶5000单位青霉素液冲洗。单眼冲洗时，勿将冲洗液溅入健眼，睡前涂抗生素眼膏；淋球菌性结膜炎可用青霉素频繁滴眼；全身应用青霉素类抗生素；预防新生儿淋球菌性结膜炎，可用1%硝酸银液或红霉素眼膏。以上的选项均正确。(ABCD)

12. 细菌性角膜炎常见的致病菌有 ( )

A. 肺炎链球菌

B. 金黄色葡萄球菌

C. 大肠埃希菌

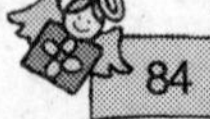

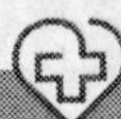

D. 链球菌

细菌性角膜炎是由细菌所致的角膜炎症的总称，是常见的角膜炎。角膜炎常见的致病菌有肺炎链球菌、金黄色葡萄球菌、表皮葡萄球菌、大肠埃希菌、链球菌。以上四项均是细菌性角膜炎常见的致病菌。(ABCD)

13. 急性细菌性结膜炎，冲洗结膜囊一般选用的冲洗剂为　(　　)

A. 生理盐水

B. 呋喃西林液

C. 3% 硼酸溶液

D. 1∶5000 升汞液

急性细菌性结膜炎，冲洗结膜囊常用的冲洗剂有：生理盐水、3% 硼酸液、1∶5000 升汞液；淋球菌性结膜炎选择 1∶5000 单位青霉素液冲洗。单眼冲洗时，勿将冲洗液溅入健眼。(ACD)。

14. 沙眼常选用的抗生素眼药水为　(　　)

A. 0.1% 利福平

B. 0.5% 金霉素

C. 0.25% 四环素

D. 0.25% 氯霉素

沙眼是由沙眼衣原体感染结膜和角膜所致。治疗沙眼，应选用对沙眼衣原体有抑制作用的抗生素眼药水：如 0.1% 利福平、0.5% 金霉素、0.25% 四环素、0.25% 氯霉素或四环素眼药水，晚上涂抗生素眼膏。(ABCD)

15. 泡性角结膜炎应选的滴眼液为　(　　)

A. 0.1% 地塞米松

B. 0.5% 可的松

C. 0.1% 利福平

D. 0.2% 庆大霉素

泡性角结膜炎是以结膜、角膜疱疹结节为特征的迟发性变态反应，治疗应选用免疫抑制剂进行局部治疗。局部滴用糖皮质激素眼药水，可选用的滴眼液有 0.1% 地塞米松、0.5% 可的松，也可用地塞米松做球结膜下注射(AB)。C 项的 0.1% 利福平滴眼液常用于沙眼的治疗；D 项的 0.2% 庆大霉素滴眼液常用于铜绿假单胞菌性角膜溃疡者。(AB)

16. 细菌性角膜炎的病因及发病机制为　(　　)

A. 角膜外伤后感染

B. 剔除角膜异物后感染

C. 戴角膜接触镜接触感染

D. 局部长期使用糖皮质激素

细菌性角膜炎是由细菌所致的角膜炎症的总称，可由角膜外伤后感染或剔除角膜异物术后感染所致；戴角膜接触镜接触感染、慢性泪囊炎病人不及时治疗也可发生此病；局部长期使用糖皮质激素的病人易造成角膜上皮脱落，也可诱发干燥性角膜结膜炎。以上各项都是细菌性角膜炎的病因。(ABCD)

17. 真菌性角膜炎的病因与发病机制为　(　　)

A. 植物引起的外伤

B. 全身应用抗生素

C. 局部应用糖皮质激素

D. 局部应用广谱抗生素

真菌性角膜炎是真菌所致角膜炎症的总称，此病多见于温热带潮湿气候。多见于农民。真菌性角膜炎常发生于植物引起的外伤，尤其是农作物。与眼局部应用糖皮质激素和广谱抗生素有关。B 项的全身应用抗生素与真菌性角膜炎无关。(ACD)

18. 老年性白内障的临床症状特点为　(　　)

A. 渐进性、无痛性视力下降

B. 眼前有固定不动的黑点

C. 可有单眼复视、多视等

D. 可有双眼复视、多视等

老年性白内障的特点有渐进性、无痛性视力下降，眼前有固定不动的黑点，根据晶状体混浊的部位不同，可有单眼复视、多视

和屈光改变等;按其形成的部位可分为皮质性、核性和囊下性三类。(ABC)

19. 老年性白内障的临床表现有 (　　)
A. 渐进性、无痛性视力下降,眼前有固定不动的黑点
B. 皮质性白内障初发期一般不影响视力
C. 皮质性白内障过熟期,由于核下沉可使视力有所提高
D. 核性白内障晶状体核硬化可造成远视程度明显增加

老年性白内障的特点有渐进性、无痛性视力下降,眼前有固定不动的黑点,根据晶状体混浊的部位不同,可有单眼复视、多视和屈光改变等。按其形成的部位可分为皮质性、核性和囊下性三类。皮质性白内障初发期一般不影响视力;膨胀期(未成熟期)在患眼可出现虹膜投影,可有视力减退,眼底不能窥入。成熟期,由于核下沉可使视力有所提高;核性白内障晶状体核硬化可造成近视程度明显增加,所以D项是错误的。(ABC)

20. 碳酸酐酶抑制剂的副作用有 (　　)
A. 指、趾麻木
B. 尿路结石
C. 高钾血症
D. 食欲缺乏、恶心

碳酸酐酶抑制剂可抑制房水的产生,从而降低眼压。常用来治疗急性闭角型青光眼。常用的碳酸酐酶抑制剂为乙酰唑胺(醋氮酰胺)。乙酰唑胺可引起指、趾麻木,食欲减退,恶心,尿路结石及颗粒性白细胞减少等副作用,长期应用可产生代谢性酸中毒、低血钾,故需补充钾盐。所以C项为错误的。(ABD)

21. 急性闭角型青光眼,术前选用的药物为 (　　)
A. 散瞳剂　　B. 缩瞳剂
C. 碳酸酐酶抑制剂　　D. 高渗剂

急性闭角型青光眼的基本治疗原则是手术,术前用缩瞳剂、碳酸酐酶抑制剂和高渗剂降低眼压及缩小瞳孔、开放房角。所以应选用BCD。B项的使用散瞳剂,其结果使瞳孔散大,使房角进一步狭窄,瞳孔阻滞房水循环,使病情恶化。(BCD)

22. 开角型青光眼选用的滴眼液应为 (　　)
A. 毛果芸香碱
B. 噻吗洛尔
C. 肾上腺素
D. 左旋肾上腺素

开角型青光眼是指前房角开放,房水外流受阻于小梁网,导致眼压升高。毛果芸香碱滴眼液可刺激睫状肌收缩,牵引巩膜突或小梁网,减少房水外流阻力;噻吗洛尔及左旋肾上腺素可抑制房水生成,降低眼压。(ABD)

23. 继发性青光眼可由以下哪些情况而继发 (　　)
A. 粘连性角膜白斑
B. 虹膜睫状体炎
C. 白内障
D. 眼底缺血所致新生血管

继发性青光眼是由于某些眼病或全身疾病,干扰或破坏了正常的房水循环,使房水出路受阻而引起眼压升高的一类青光眼。可分为继发性开角型青光眼和闭角型青光眼两大类。继发性青光眼的病因常有粘连性角膜白斑、虹膜睫状体炎引起的瞳孔环状后粘连、白内障、眼底缺血所致的新生血管。以上选项都正确。(ABCD)

24. 急性闭角型青光眼的正确健康宣教有 (　　)
A. 禁用阿托品、肾上腺素等
B. 避免长时间的暗处工作学习
C. 保持情绪稳定,控制情绪
D. 保持大便通畅,一次饮水量不超过300ml

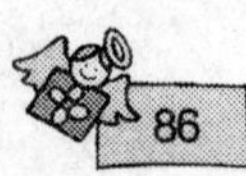

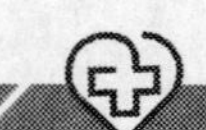

急性闭角型青光眼应向病人及其家属宣教：禁用阿托品、肾上腺素等，以免瞳孔散大，睫状肌麻痹和扩张至眼压升高；避免长时间的暗处工作学习及生活，以免引起此病发作；紧张、情绪不稳定可升高眼压，所以向病人讲解急性发作期眼痛的原因，讲解紧张、情绪不稳定可升高眼压，劝其应保持情绪稳定；保持大便通畅；一次饮水量不超过300ml。因此以上选项均为正确。(ABCD)

25. 典型开角型青光眼具有的指标是　(　　)

A. 视物不清

B. 眼压升高

C. 视乳头杯/盘比大于0.6

D. 视野缺损

大多数开角型青光眼无任何症状，仅有少数病例在眼压升高时感到头昏、头痛、眼胀及视物不清。典型的开角型青光眼具有三大指标：眼压升高、视乳头杯/盘比大于0.6、视野缺损。若房角为开角，具备上述两项者，诊断即可成立。A项的视物不清，仅是少数病例的眼压升高时的症状。(BCD)

26. 视网膜动脉阻塞的急救处理有　(　　)

A. 吸入95%氧气及5%二氧化碳混合气体10min，每小时吸一次

B. 吸入纯氧20min后，给予持续低流量吸氧

C. 硝酸甘油片舌下含服

D. 球后注射妥拉唑啉，或罂粟碱

为了降低眼压，使视网膜血管扩张，一旦明确诊断，立即对病人进行眼球按摩，即闭眼后，用手指压迫眼球5～10s，然后立即松开5～10s，重复数次，并教会病人。吸入95%氧及5%二氧化碳混合气体10min，每小时吸一次。也可将亚硝酸异戊酯或硝酸甘油片含于舌下。球后注射妥拉唑啉，乙酰胆碱或罂粟碱，扩张血管。(ACD)

27. 正确防止近视的教育指导有　(　　)

A. 工作或看电视45～60min休息10min后，并远眺

B. 乘车、走路、暗处或阳光直接照射下，不阅读或写字

C. 正确的阅读姿势和良好的读写习惯

D. 定期视力及眼部检查

从小养成良好的用眼卫生习惯；保持正确的阅读姿势和良好的读写习惯，避免长时间近距离阅读。工作或看电视45～60min后，休息10min并远眺，以松弛眼的调节功能。躺卧、乘车、走路、暗处或阳光直接照射下，不阅读或写字。近距离工作、学习时，保证良好的照明，避免阅读纸张不佳、文字过小的书籍、报纸。建立眼的保健制度，定期视力及眼部检查。以上各项均应选择。(ABCD)

28. 眼化学伤正确的护理措施有　(　　)

A. 净水反复彻底冲洗至少30min

B. 酸性眼化学伤者，可球结膜下注射5%磺胺嘧啶钠溶液1～2ml

C. 碱性眼化学伤者，可球结膜下注射维生素C 1～2ml

D. 结膜下注射肝素，可溶解烧伤组织血栓

眼化学伤发生后，立即就地取水，用大量净水反复冲洗眼部。冲洗时要翻转眼皮，并令病人眼球上下、左右转动，充分暴露上下穹隆，彻底冲洗，至少冲洗30min。结膜囊冲洗时，尽快清除存留于结膜囊内的固体化合物。酸性眼化学伤者，可球结膜下注射5%磺胺嘧啶钠溶液1～2ml，碱性眼化学伤者，可球结膜下注射维生素C 1～2ml，以达到中和作用。结膜下注射肝素可溶解烧伤组织血栓，改善局部血液循环。以上选项均正确。(ABCD)

29. 咽鼓管在下列哪些情况下可开放　(　　)

A. 吞咽　　B. 讲话

C. 打哈欠　　D. 深呼吸

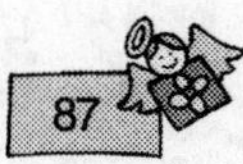

咽鼓管起自鼓室前壁下部，向前、内、下方斜行止于鼻咽侧壁，即咽鼓管咽口。其外1/3为骨部，内2/3为软骨部。咽鼓管仅在吞咽或打哈欠时开放，使空气进入鼓室，以调节中耳腔与外界气压的平衡，维持中耳的正常的生理功能。(AC)

30. 人体维持平衡主要靠哪些系统的协调作用完成的 ( )

A. 前庭　　B. 听觉

C. 视觉　　D. 本位感觉

人体维持平衡主要依靠前庭、视觉和本体感觉三个系统的协调作用来完成。其中前庭系统最为重要。前庭是特殊分化的感受器，主司感知头位及其变化。内耳前庭感受器在调节身体平衡方面起着重要作用。B项的听觉不能维持身体的平衡，如聋哑者没有平衡性疾病。(ACD)

31. 下列调节人体平衡方面的叙述，正确的是 ( )

A. 前庭主司感知头位及其变化

B. 半规管主要感知正负角加速度的刺激

C. 球囊斑主要感知正负直线加速度的刺激

D. 椭圆囊斑主要感知正负角加速度的刺激

前庭系统主要感知头位及其变化，半规管主要感受正负角加速度的刺激，前庭中的球囊斑和椭圆囊斑主要感知正负直线加速度的刺激，并能感受头部运动及身体所在位置的情况，维持相应的平衡。(ABC)。

32. 开口于中鼻道的鼻窦有 ( )

A. 额窦　　B. 上颌窦

C. 后组筛窦　　D. 蝶窦

鼻窦是鼻腔周围颅骨内的含气空腔，共四对。依其所在的颅骨命名，即上颌窦、筛窦、额窦和蝶窦。上颌窦、前组筛窦、额窦开口于中鼻道(AB)，统称为前组鼻窦。后组筛窦和蝶窦分别开口于上鼻道和蝶筛隐窝，统称为后组鼻窦(CD)。(AB)

33. 因上颌窦的解剖特点，病变时可能会出现 ( )

A. 张口困难

B. 上颌窦与眶内神经相互影响

C. 齿源性上颌窦炎

D. 颅内并发症

上颌窦后外侧壁与翼腭窝和颞下窝毗邻，近翼内肌，上颌窦病变破坏此壁可致张口困难；上壁即眶底，故上颌窦疾病与眶内疾病可相互影响，底壁即上颌骨牙槽突，牙根感染可引起齿源性上颌窦炎；内侧壁，即鼻腔外侧壁下部，有上颌窦口通中鼻道，因其窦口位置较高，不易引流，故感染机会较多。筛窦外伤及手术可造成眶内或颅内并发症。(ABC)

34. 筛窦外伤、病变及手术可造成 ( )

A. 眶内炎症

B. 额骨骨髓炎

C. 颅内并发症

D. 额叶脓肿

筛窦为一蜂状结构，位于鼻腔外侧壁上的筛骨中，以中鼻甲基板为界分为前、后两组。筛窦的解剖特点是：外侧壁即眼眶内侧壁，称纸样板，菲薄如纸；顶部借一薄骨板与颅前窝相隔。故筛窦外伤、病变及手术可造成眶内炎症或颅内并发症(AC)。额窦前壁含骨髓，炎症或外伤可致额骨骨髓炎；额窦后壁较薄，且有导静脉或骨裂隙存在，故额窦炎可引起脑膜炎或额叶脓肿(BD)。(AC)

35. 下列耳鸣的声调所发生的病变，正确的是 ( )

A. 高音性表示神经性

B. 高音性表示传导性

C. 低音性表示神经性

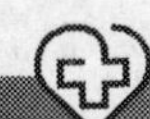

D. 低音性表示传导性

病人主观地感到耳内有耳鸣声，而周围并无相应的声源。耳鸣的音调可为高音性或低音性。高音多属于神经性，低音多属于传导性。(AD)

36. 以下哪些病变可引起窒息　(　　)

A. 小儿急性喉炎

B. 小儿急性会厌炎

C. 小儿扁桃体炎

D. 喉挫伤、气管异物

小儿急性喉炎可造成吸气性呼吸困难而窒息，小儿急性会厌炎会使会厌舌面黏膜高度充血水肿，会厌可增厚至球状，严重病例炎症可波及喉的其他部位，从而引起急性喉阻塞而窒息，另外喉挫伤、气管异物都可引起窒息。(ABD)

37. 急性化脓性中耳炎的临床表现有　(　　)

A. 耳痛，呈持续性跳痛

B. 传导性耳聋

C. 感音性耳聋

D. 鼓膜穿孔

急性化脓性中耳炎常表现为耳痛，逐渐加重，可谓搏动性跳痛。有时伴畏寒、发热等症状，听力检查呈传导性聋。一旦骨膜穿孔，脓液会自外耳道流出，则体温下降，耳痛有所缓解，耳聋也会减轻。(ABD)

38. 化脓性中耳炎常在鼓膜紧张部穿孔的是　(　　)

A. 慢性化脓性中耳炎骨疡型

B. 慢性化脓性中耳炎胆脂瘤型

C. 慢性化脓性中耳炎单纯型

D. 急性化脓性中耳炎

急性化脓性中耳炎和慢性化脓性中耳炎单纯型鼓膜紧张部有中央性穿孔，慢性化脓性中耳炎骨疡型多为鼓膜缘性大穿孔，慢性化脓性中耳炎胆脂瘤型鼓膜穿孔常在松弛部。(CD)

39. 骨疡型慢性化脓性中耳炎的临床表现有　(　　)

A. 耳漏脓性黏稠，无臭味

B. 鼓膜缘性大穿孔

C. 感音性耳聋

D. 传导性耳聋

骨疡型慢性化脓性中耳炎组织破坏较广泛，病变深达骨质，听小骨、骨环及骨窦均可破坏，常伴肉芽组织形成。耳漏常为持续性，脓液黏稠，有臭味，有时耳漏为脓血性。多为鼓膜缘性大穿孔，病人多有较重的传导性聋。此型中耳炎可引起各种耳源性并发症。(BD)

40. 为避免掩盖症状，延误诊断，疑有耳源性并发症应忌用　(　　)

A. 抗生素

B. 镇静剂

C. 镇痛剂

D. 阿托品类

耳源性并发症如治疗不及时，可使病情恶化。有时数种并发症同时或先后发生，其症状与体征错综复杂，彼此混淆，使诊断治疗极为困难，病情危重凶险，所以疑有耳源性并发症时，忌用镇静剂、镇痛剂，禁用阿托品类药物，以免掩盖症状，延误诊断。可以使用抗生素。(BCD)

41. 特发性耳聋的临床表现为　(　　)

A. 多为单侧发病

B. 多为双侧发病

C. 感音性耳聋

D. 传导性耳聋

特发性耳聋是指瞬息间突然发生的重度感音性聋，听力损失多发生在一侧，听力损失的性质为感音性聋。耳鸣和耳聋几乎同时发生，且非常顽固，给病人带来许多烦恼和痛苦。部分病人同时伴有眩晕、恶心呕吐和眼球震颤，持续数日乃至数周，此种病人听力恢复较为缓慢。(AC)

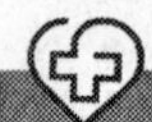

42. 迷路炎可发生的临床症状有 (　　)

A. 阵发性眩晕　B. 平衡失调

C. 自发性眩晕　D. 听力下降

迷路炎即内耳炎，为中耳感染侵入迷路所致。表现为阵发性眩晕、恶心呕吐和平衡失调。在摇动头部、改变体位和耳内滴药时，症状加重。有时可见严重的自发性眩晕，眩晕发作时，可见自发性眼球震颤。听力丧失可表现为患耳传导性聋或混合性聋，甚至为永久性全聋。以上四项都是特发性耳聋的临床表现。(ABCD)

43. 梅尼埃病眩晕的特点是 (　　)

A. 多呈持续性

B. 多呈阵发性

C. 感觉自身及物体沿某一平面旋转

D. 自主神经症状

多呈突发性旋转性眩晕，病人感觉自身或周围物体沿一定方向或某一平面旋转、摇晃或漂浮，同时有恶心呕吐、面色苍白、出冷汗、脉搏迟缓、血压下降等自主神经症状，睁眼与转头时症状加剧，闭目静卧时略为减轻。眩晕持续短暂(A项是错误的)，数十分钟或数小时后症状自然缓解，转入间歇期。但眩晕反复发作。(BCD)

44. 梅尼埃病的临床表现有 (　　)

A. 发作性眩晕

B. 波动性听力下降

C. 耳鸣

D. 耳内胀满感

梅尼埃病的临床表现有发作性眩晕；出现眩晕前出现耳鸣；一般单侧性耳聋，呈明显波动性变化，眩晕发作期加重；发作期患侧头部或耳内胀满感、沉重感；患侧听力检查为感音性聋。(ABCD)

45. 梅尼埃病的治疗目的正确的有 (　　)

A. 用利尿剂以减轻内耳膜迷路积水

B. 静脉推注50%葡萄糖和维生素C以减轻内耳膜迷路积水

C. 静脉滴注低分子右旋糖酐加丹参注射液以改善内耳微循环

D. 口服山莨菪碱以解除内耳微血管痉挛

给予利尿剂，或静脉推注50%葡萄糖溶液和维生素C，以减轻内耳膜迷路积水；给予低分子右旋糖酐加丹参注射液，或口服山莨菪碱，以改善内耳微循环。以上一般遵医嘱进行。(ABCD)

46. 急性化脓性鼻窦炎常有的局部症状为 (　　)

A. 鼻塞

B. 流涕

C. 头痛

D. 鼻涕中带血

急性化脓性鼻窦炎局部症状以鼻塞、流脓涕和头痛为主要症状(ABC)。以上症状的特点分别是：①鼻塞：系由于鼻黏膜充血肿胀及分泌物积聚，所以鼻塞多为持续性，可致嗅觉减退或丧失，尤以筛窦炎或蝶窦炎明显；②流涕：大量黏脓性或脓性鼻涕，难以擤尽，或觉“多痰”，脓性鼻涕可带少许血液；③头痛：依受累鼻窦不同，头痛各有其特点。D项的鼻涕中带血是鼻咽癌的早期症状。(ABC)

47. 慢性肥厚性鼻炎主要的临床表现有 (　　)

A. 持续性鼻塞

B. 使用减充血剂，黏膜收缩明显

C. 嗅觉减退

D. 头晕头痛

慢性肥厚性鼻炎为持续性鼻塞，黏液性或黏脓性鼻涕，可有嗅觉减退，常有头痛头晕，可有耳鸣、耳闭塞感，对减充血剂的反应为黏膜不收缩或轻微收缩。所以应选择ACD。B项的使用减充血剂，黏膜收缩明显是单纯性鼻炎的临床特点。(ACD)

48. 过敏性鼻炎的主要临床表现是 (　　)

A. 阵发性持续性喷嚏

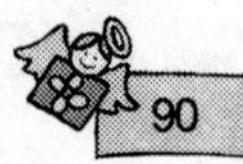

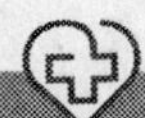

B. 大量清水样涕

C. 鼻塞鼻痒

D. 嗅觉减退

过敏性鼻炎即变应性鼻炎，是发生于鼻黏膜的变态反应性疾病。因主要的病理变化为鼻黏膜水肿和嗜酸粒细胞浸润，腺体分泌旺盛，黏膜水肿可发展为息肉样变，甚至形成鼻息肉，所以主要的临床表现为阵发性持续性喷嚏，大量清水样涕，伴有鼻塞、鼻痒，部分病人尚有嗅觉减退。(ABCD)

49. 下列鼻出血判断部位正确的有　(　　)

A. 小儿鼻出血大多发生在利特尔区

B. 青少年鼻出血大多发生在利特尔区

C. 中老年鼻出血多见于鼻腔后部下鼻道外侧壁鼻-鼻咽静脉丛

D. 老年人鼻出血大多在鼻中隔后部动脉性出血

小儿及青少年鼻出血大多发生在利特尔区，此处血管丰富、表浅，吻合支多，易受外伤及干燥空气刺激，且黏膜下缺乏松软的结缔组织，直接与软骨膜相连，当黏膜受伤时，易发生血管破裂。中老年鼻出血多见于鼻腔后部下鼻道外侧壁鼻-鼻咽静脉丛，老年人鼻出血大多在鼻中隔后部动脉性出血。(ABCD)

50. 急性化脓性鼻窦炎主要的临床症状有　(　　)

A. 鼻塞　　B. 流脓涕

C. 头痛　　D. 嗅觉减退

全身症状：全身症状与急性鼻炎相似或更重，表现为畏寒、发热、食欲减退、便秘、全身不适等。局部症状有鼻塞、流脓涕和头痛。慢性肥厚性鼻炎可有嗅觉减退。(ABC)

51. 扁桃体切除术后，正确的临床表现和护理措施有　(　　)

A. 全麻者取右侧俯卧位，头部稍低，颈部用冰袋冷敷

B. 术后伤口感染较重，即有白膜形成

C. 白膜于术后 10 天内逐渐脱落

D. 术后 4h 如无流血，可进流食

扁桃体切除术 6h，伤口有白膜形成，术后 24h，扁桃体窝已完全覆盖白膜，此为正常现象，对创面有保护作用；伤口感染较重，可无白膜形成(B 项是错误的)。白膜在术后 10 天内逐渐脱落。扁桃体切除术后，局麻病人取半卧位，全麻者应取右侧俯卧位，头部稍低，颈部可用冰袋冷敷。口内分泌物吐出，术后 4h 如无流血，可进流食，术后第二日如创面白膜均匀完整，可进半流质饮食。(ACD)

52. 扁桃体术后的护理措施有　(　　)

A. 局麻术后取半卧位

B. 全麻术后取右侧俯卧位，头部稍低

C. 颈部用冰袋冷敷

D. 嘱病人口内有分泌物时，应吐出

局麻病人取半卧位，全麻者应取右侧俯卧位，头部稍低，颈部可用冰袋冷敷。口内分泌物应吐出，不要咽下，如持续口吐鲜血，则提示创面有活动性出血，应立即检查伤口，采取适当的止血措施。观察全麻患儿有无吞咽动作，如不断吞咽，可提示有出血的可能。术后 4h 如无流血，可进流食，术后第二天应用复方硼砂漱口液漱口，如创面白膜均匀完整，可进半流质饮食。以上选项均正确。(ABCD)

53. 急性咽后壁脓肿的护理措施为　(　　)

A. 患儿取仰卧头侧位，必要时服用镇静剂

B. 密切观察患儿呼吸情况，必要时给予吸氧

C. 床边留有直接喉镜，吸引器和气管切开包等

D. 咽后脓肿破溃而发生误吸脓液时，应将病人取半卧位

卧位对于急性咽后壁脓肿非常重要，否则可导致脓肿发生破裂而误吸。患儿取仰

卧头侧位，须保持安静，必要时可应用镇静剂，以免哭闹时脓肿破裂而误吸脓液造成窒息；密切观察患儿呼吸情况，必要时给予吸氧；床边留有直接喉镜、吸引器和气管切开包等，以备紧急抢救之用；脓肿切开前需穿刺减压，切开后需每日扩张切口，保持引流通畅；当咽喉脓肿破溃而发生误吸脓液时，应将病人取头低脚高位，以防止发生急性窒息。选项D咽后脓肿破溃而发生误吸脓液时，应将病人取半卧位是错误的。(ABC)

54. 阻塞性睡眠呼吸暂停综合征的典型症状有 ( )

A. 打鼾

B. 憋气

C. 白天嗜睡

D. 消瘦

典型症状：①打鼾：鼾声如雷，响度超过60dB，而打鼾、停止呼吸等症状，病人醒后不能自觉；②憋气：呼吸暂停，频繁发作，每次持续数10s，憋醒时，病人奋力呼吸、胸腹部隆起，肢体不自主骚动；③白天嗜睡：病人总感觉睡眠不足，在阅读、看电视等不同场合，不自觉地入睡；④心血管症状：病人常表现心律失常、高血压等；⑤肥胖：70%的病人属肥胖体型。所以D是错误的。(ABC)

55. 鼻咽癌的临床表现有 ( )

A. 鼻出血

B. 鼻塞

C. 顽固性头痛

D. 颈淋巴结肿大

鼻咽癌早期即有易出血倾向，常为吸鼻后痰中带血或擤出血鼻涕，晚期则出血较多；肿瘤阻塞后鼻孔，可出现单侧鼻塞，当瘤体增大时，则出现两侧鼻塞；肿瘤阻塞或压迫咽鼓管咽口，可引起耳鸣、耳闷塞感及听力减退，或伴有鼓室积液；肿瘤向上破坏颅底，可相继出现脑神经症状，尤以顽固性头痛使病人难以忍受；早期即可向颈部淋巴结转移，这是本病重要的临床特征之一，常发生在颈深淋巴结上群。有时颈部出现转移性肿块为其首发症状。(ABCD)

56. 喉癌的临床表现有 ( )

A. 声音嘶哑

B. 吞咽困难

C. 吸气性呼吸困难

D. 咳嗽、咳血

声音嘶哑：为喉癌的主要症状，常为进行性加重，重者甚至失音；疼痛：声门上型喉癌早期常出现喉痛，甚至可经迷走神经反射至耳部，吞咽时疼痛加重；吞咽困难：声门上型喉癌早期常出现咽部不适和异物感，晚期侵犯舌根，可引起吞咽困难，侵及食管时可出现吞咽障碍；咳嗽和咯血：多为喉癌的中、晚期表现；后阻塞：随着肿瘤的增大，喉腔或声门裂狭窄，可出现吸气性呼吸困难；颈部可有转移性肿块。(ABCD)

57. 全喉切除术后，正确的护理措施有 ( )

A. 床头抬高30°~45°，头颈部轻度前倾

B. 术后24~48h鼻饲管用于胃肠减压，靠静脉供给营养

C. 胃肠功能恢复后，可拔除胃管，进食半流质或软食

D. 24h引流量不到10ml，可考虑拔除引流管

全喉切除术后的护理措施为：①体位：床头抬高30°~45°，头颈部轻度前倾，有利于呼吸和减轻水肿及切口缝线的张力。②饮食：术后24~48h鼻饲管用于胃肠减压，靠静脉供给营养，胃肠功能恢复正常后，可鼻饲管注入营养，多采用混合流食，加温后，少量多次注入，并注意鼻饲后的反应，预防发生呕吐和消化不良，每次鼻饲都要确定鼻饲管是否在胃内；术后十天可拔除胃管，所以C项为错误的。③负压引流：24h引流量不到10ml，可考虑拔除引流管。另外，要注意气管套管的护

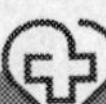

理、口腔护理及失语的护理。(ABD)

58. 以下哪些是急性会厌炎的临床症状　(　　)

A. 起病急,高热

B. 喉痛剧烈

C. 吸气性呼吸困难

D. 呼气性呼吸困难

发热:多数病人起病急骤,有畏寒、乏力和高热等全身症状。喉痛:多数病人喉痛剧烈,且吞咽加重,致咽下困难。语声因会厌肿胀而含混不清。呼吸困难:治疗不及时,可出现吸气性呼吸困难,严重者可发生窒息。D项呼气性呼吸困难是不正确的。(ABC)

59. 喉阻塞的典型临床症状与体征为　(　　)

A. 吸气性呼吸困难

B. 吸气期喉喘鸣

C. 吸气期软组织凹陷

D. 声嘶与发绀

喉阻塞为多种病因引起的一组具有共同表现的临床综合征。临床表现有:①吸气性呼吸困难:为喉阻塞的主要特征,表现为吸气运动加强,时间延长,吸气深而慢,而呼气时间短;②吸气期喉喘鸣:由于吸入气流通过狭窄的声门裂,产生空气涡流反击声带,使之颤动而产生的一种尖锐的喘鸣声,一般是喉阻塞越重,喉喘鸣越响;③吸气期软组织凹陷(四凹征):由于吸气困难,胸腔内负压增加,将胸壁及其周围的软组织吸入,遂出现胸骨上窝、锁骨上窝、肋间隙、剑突下或上腹部4部位凹陷;④病变累及声带,可出现声音嘶哑;⑤因缺氧可出现发绀症状。以上的选项均为正确。(ABCD)

60. 腭裂手术后的护理措施应为　(　　)

A. 麻醉清醒后取头高卧位

B. 保持呼吸道通畅

C. 保持腭板固定,防止松脱

D. 每日清洗口腔

全麻未清醒者,按全麻护理常规。完全清醒时可取头高脚低位,以减轻局部水肿;保持呼吸道通畅,随时吸出口、鼻血性分泌物和呕吐物;注意手术部位有无渗血,保持腭板固定,防止脱位;术后应保持患儿安静,防止患儿哭闹、感冒、咳嗽,以免增加腭板的张力;遵医嘱应用抗生素,预防感染;用0.25%氯麻合剂或呋麻合剂滴鼻,3次/日;如患儿合作,应每日清洗口腔,成人给予漱口剂漱口;麻醉清醒后4h,如呕吐,可先给予少量葡萄糖水,继而可用小汤匙或滴管喂饲牛奶。术后10～14天内进食为全流质,以后逐渐改半流,1个月后进普食。术后2周拆线,1～2个月后做语音训练。以上各项均是正确的。(ABCD)

61. 下列正确叙述牙体组织的有　(　　)

A. 牙釉质呈乳白色,是人体最硬的组织

B. 牙本质中有神经末梢,对外界刺激敏感

C. 牙髓质对牙体硬组织的代谢起重要作用

D. 牙骨质是牙根表层的色泽较黄的硬组织

牙釉质位于牙冠表面,呈乳白色,是人体最硬的组织;牙本质为牙齿的主体,色淡黄而有光泽,牙本质中有神经末梢,对外界刺激敏感;牙髓质是位于髓腔内的疏松结缔组织,内含丰富的细胞、血管、淋巴和神经纤维,具有敏锐的感觉功能,对牙体组织的代谢起着重要的作用;牙骨质的特点是牙根表层的色泽较黄的硬组织,近牙颈部的牙骨质较薄,根尖部及分叉处的牙骨质较厚。以上的叙述都是正确的。(ABCD)

62. 龋病发生的基础和根本原因有　(　　)

A. 细菌的参与

B. 食物的糖类

C. 牙齿本身对龋病的易感性和抵抗力低

D. 形成与发展需要一定的时间

四联因素论把龋病发生归结为细菌、食物、宿主、时间共同作用的结果。细菌：主要有乳酸杆菌、变形链球菌。这些细菌必须在牙面上的牙菌斑存在时才能产生龋病。由于菌斑深处缺氧，糖类代谢不完全，产生乳酸、乙酸、丙酸等，在这些酸的作用下，牙齿硬组织就会发生脱矿，形成龋病。食物的糖类与龋病的发生密切相关，因糖类食物易被致龋细菌分解成酸，易形成黏性多糖类，黏附于牙面，所以糖类食物是致龋的基质。牙齿本身对龋病的易感性和抵抗力，如其形态、结构、成分、位置等不良或抵抗力低都与发生龋病密切相关。另外，龋病的形成与发展需要一定的时间。以上各项都是龋病发生的基础和根本原因。(ABCD)

63. 龋的好发部位是 ( )

A. 邻面　　B. 牙颈部

C. 舌面　　D. 颊面

牙齿的形态、结构、成分、位置与龋病发生均有关，窝、沟和邻面、牙颈部是龋的好发部位。牙齿接触不良、错位都能造成"滞留区"，成为龋齿的条件。(AB)

64. 预防龋病的正确卫生宣教有 ( )

A. 采用拉锯式的横刷法刷牙

B. 采用上下竖刷法刷牙

C. 饮水、饮食中加氟或使用含氟牙膏

D. 不用牙齿咬坚硬带壳的食物

保持口腔卫生：龋齿的发生和口腔卫生状况密切相关，要养成饭后漱口、早晚刷牙的习惯，尤其是晚间刷牙更为重要。应使用保健牙刷，采取上下竖刷法，以达到清除软垢，按摩牙龈的作用。拉锯式的横刷法刷牙会导致牙龈萎缩及楔状缺损。定期进行口腔检查，采取特殊的防护措施，如饮水、饮食中加氟或使用含氟牙膏等。保护牙齿，不要用牙齿咬坚硬带壳的食物。(BCD)

65. 急性牙髓炎的疼痛特点是 ( )

A. 自发性、阵发性剧烈疼痛

B. 夜间及冷热刺激疼痛加剧

C. 牙髓化脓时，疼痛定位精确

D. 牙髓化脓时，遇冷刺激能缓解疼痛

急性牙髓炎主要特征是自发性、阵发性剧烈疼痛。夜间及冷热刺激疼痛加重。当牙髓化脓时，对热刺激极为敏感，而遇冷刺激则能缓解疼痛，疼痛不能定位，呈放射性痛，故病人不能准确指出患牙部位。(ABD)

66. 干髓治疗的正确处理有 ( )

A. 用砷作失活剂时，封药时间为24～48h

B. 用多聚甲醛失活剂，复诊时间可延长至10～14天

C. 失活剂放入牙髓孔后加压

D. 复诊开髓时，冲洗髓腔，清除牙本质残屑及残留冠髓

干髓治疗是用失活剂使牙髓失去活力，除去冠部牙髓组织，用干髓剂覆盖残留根髓断面，使根髓长期保持无菌干化状态，以达到保留患牙的作用。用砷作失活剂时，应向病人讲明药物的毒副作用，待病人能按时复诊时再封药，封药时间为24～48h。如不能按时复诊者，可采用多聚甲醛失活剂，复诊时间可延长至10～14天；医生放入失活剂后，上置丁香油小棉球，不可加压，以免失活过程中引起剧痛，助手随即调制较稀的氧化锌丁香油糊剂封闭窝洞。预约病人复诊时间。复诊开髓时，冲洗髓腔，清除牙本质残屑及残留冠髓。C项的失活剂放入牙髓孔后加压，会引起剧烈疼痛，为不正确的措施。(ABD)

67. 急性根尖周炎的临床表现特点有 ( )

A. 炎症初期，患牙有浮动感

B. 炎症初期咀嚼时疼痛，病人不能明确指出患牙

C. 化脓时有跳痛

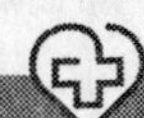

D. 当脓肿达骨膜及黏膜下时,可触及波动感

急性根尖周炎多由慢性根尖周炎急性发作所致,按其发展过程可分为浆液期与化脓期。炎症初期,患牙有浮动感,咀嚼时疼痛,病人能指出患牙,检查时有叩痛。化脓时有跳痛,颌下区域性淋巴结肿大。若病情加重,颌面部相应区域肿胀、疼痛剧烈,可伴有体温升高。脓肿达到骨膜及黏膜下时,可触及波动感。脓肿破溃或切开引流后,急性炎症可缓解,而转为慢性根尖周炎。急性牙髓炎化脓时,疼痛不能定位,病人不能准确指出患牙,所以B项是错误的。(ACD)

68. 急性根尖周炎的处理措施有　(　)

A. 原则是先缓解疼痛,然后进行根管治疗或牙髓塑化治疗

B. 控制急性根尖周炎的首要措施是开髓减压

C. 有黏膜下脓肿时,切口位置应在脓肿下极,切口方向与血管神经垂直

D. 深部脓肿术后,放置橡皮引流条,定期换药

处理原则是首先应该缓解疼痛,然后进行根管治疗或牙髓塑化治疗。控制急性根尖周炎的首要措施是开髓减压,这是控制急性根尖周炎的首要措施,即打开髓腔,拔除根髓,疏通根管,使根尖周渗出物通过根尖孔向根管引流,达到止痛,防止炎症扩散的目的。对急性根尖周炎骨膜及黏膜下脓肿,除根管引流外,应同时切开排脓。切口位置应在脓肿下极,切口方向与血管神经一致(选项C切口方向是错误的)。深部脓肿术后,放置橡皮引流条,定期换药。(ABD)

69. 塑化治疗的注意事项有　(　)

A. 塑化上颌牙时,调整椅位,使病人平卧,头部后仰,以利于塑化液进入根管

B. 用注射器盛塑化液时,用前应干燥

C. 所配塑化液盛于棕色瓶中备用

D. 往髓腔送塑化剂时,防止液体外溢

塑化治疗原理是将未聚合的液态塑化液注入根管内,使其与管内残存的组织共同聚合,留于根管中,使组织得以恢复。往髓腔送塑化剂时,注意防止液体外溢,避免烧伤口腔黏膜及软组织。若流失到髓腔外,应立即擦除或冲洗。当塑化下颌牙时,取坐位即可。当塑化上颌牙时,应调整椅位,使病人平卧,头部后仰,以利于塑化液进入根管;做好临时的洞壁再塑化;防止器械掉入咽喉部或药液流向咽部黏膜等;用注射器盛塑化液时,同时要注意注射器应干燥,以免影响塑化液的质量。所配塑化液盛于棕色瓶中备用,注意调配比例。以上选项均正确。(ABCD)

70. 白塞综合征可同时或先后交替出现下列哪些症状　(　)

A. 复发性口疮

B. 结膜炎,角膜炎

C. 外生殖器溃疡

D. 皮肤疖肿,毛囊炎

如复发性口疮同时或先后交替出现眼(结膜炎、角膜炎、虹膜睫状体炎和前房积脓等)、外生殖器(溃疡)及皮肤(结节性红斑、毛囊炎、疖肿等)等的病变则称为白塞综合征。以上各项都是白塞综合征可同时或先后交替出现的症状。因此,白塞综合征和复发性口腔溃疡一样,被认为是一种自身免疫性疾病。(ABCD)

71. 疱疹性口腔炎的临床表现有　(　)

A. 发病前2~3天,患儿有躁动、发热、流涎、拒食等表现

B. 较大溃疡表面有黄白色假膜覆盖

C. 唾液显著增加,剧烈自发痛

D. 7~10天溃疡自行愈合,遗留瘢痕

多见于6岁以下的儿童,6个月至2岁最易发生。发病前2~3天,患儿有躁动、发热、流涎、拒食等表现;随后口腔黏膜充血、水肿,出现多数针尖大小透明水疱,散在或

成簇分布于唇、颊、舌、腭等处黏膜上，咽峡部也可发生。水疱很快破溃形成表浅小溃疡，也可融合形成较大溃疡，表面有黄白色假膜覆盖。发病期唾液显著增加，剧烈自发痛，局部淋巴结肿大、压痛。本病呈自限性，7~10天溃疡自行愈合，不遗留瘢痕。因此，D项遗留瘢痕为错误的答案。(ABC)

72. 口腔黏膜白斑的临床表现有 ( )
   A. 颊黏膜、口角区、舌背、舌边缘为好发区
   B. 白斑损害呈乳白色斑块状，稍高于黏膜，界限清楚，不能被擦掉
   C. 颗粒状白斑易发生糜烂或溃疡，疼痛明显
   D. 斑块表面形成皱褶，称皱纸状白斑

白斑好发于中年以上病人，男性多于女性。颊黏膜、口角区、舌背、舌边缘为好发区，其余依次为唇、腭、口底、牙龈等部位，损害呈乳白色斑块状，稍高于黏膜，界限清楚，不能被擦掉。初起色浅，表面光滑，后逐渐扩大、变厚、变粗糙，触之较硬，有粗涩感。斑块表面形成皱褶，称皱纸状白斑。表面出现大小不等多个乳头突起，易出现溃疡，为疣状白斑；颗粒状白斑易发生糜烂或溃疡，疼痛明显。以上选项均正确。(ABCD)

73. 冠周炎的临床表现有 ( )
   A. 炎症加重时，局部跳痛并可反射至耳颞区
   B. 炎症波及咀嚼肌则开口受限
   C. 冠周软组织红肿、糜烂、触痛
   D. 探针可探及阻生牙并可见龈瓣下溢出脓性分泌物

初期全身无明显反应，仅感磨牙后区不适，偶有轻微疼痛。炎症加重时，局部跳痛并可反射至耳颞区，炎症波及咀嚼肌则开口受限。炎症继续发展，全身症状明显，可出现发热、畏寒、头痛等症状。口腔检查，可见冠周软组织红肿、糜烂、触痛。探针可探及阻生牙并可见龈瓣下溢出脓性分泌物。重者可形成脓肿或向邻近组织扩散，患侧颌下淋巴结肿大、触痛。(ABCD)

74. 牙槽脓肿的临床表现有 ( )
   A. 牙齿松动，叩击痛
   B. 根尖脓肿时，有自发持续性跳痛
   C. 骨膜下脓肿时，疼痛减轻
   D. 脓肿溶解骨膜至黏膜下，形成黏膜下脓肿时，疼痛加剧

牙槽脓肿多为急性浆液性炎症发展而来，出现牙齿松动，叩击痛；根尖脓肿时，有自发性、持续性跳痛；发展为骨膜下脓肿时，疼痛剧烈；当脓肿溶解骨膜至黏膜下，形成黏膜下脓肿时，疼痛则减轻。所以应选择AB。C和D两项不同部位出现的疼痛症状不属于牙槽脓肿的临床表现。(AB)

75. 颌面部蜂窝织炎的临床表现有 ( )
   A. 局部表现为红肿热痛
   B. 咀嚼肌受累，张口受限
   C. 炎症遍及咽旁、喉头、口底，可造成呼吸和吞咽困难
   D. 穿刺抽脓检查，化脓性感染脓液稀薄、污黑，常带有恶臭

一般局部表现为红、肿、热、痛、功能障碍。重者高热、寒战。如咀嚼肌受累，可出现张口受限，进食困难。炎症遍及咽旁、喉头、口底，可引起局部水肿，使咽腔缩小或压迫气管，或致舌体抬高后退，造成不同程度的呼吸和吞咽困难。腐败坏死性感染局部红、热不明显，但广泛性水肿，全身中毒症状严重，或出现并发症。浅层间隙感染炎症局限时，可扪及波动感；深层间隙感染则局部有凹陷性水肿及压痛点。穿刺抽脓检查，化脓性感染脓液呈黄或粉红色。D项的脓液性质则属于腐败坏死性感染。(ABC)

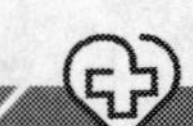

三、强化练习题

第1套试题

一、单选题(每小题2分,共25题)

1. 角膜各层损伤后具有再生能力的是 (　　)
   A. 上皮细胞层　B. 前弹力层
   C. 基质层　D. 内皮细胞层
2. 眼睑支架的组织结构是 (　　)
   A. 皮肤　B. 皮下组织
   C. 肌层　D. 睑板
   E. 睑结膜
3. 内眼术前眼部消毒错误的是 (　　)
   A. 涂擦睫毛根,再绕睑裂向四周上至眉发际,下至鼻根部
   B. 再次用洗眼溶液冲洗结膜囊
   C. 戴帽包裹头发后,常规消毒眼部
   D. 涂擦睫毛根,再绕睑裂向四周上至眉发际,下至上唇
4. 淋球菌性结膜炎的处理不正确的是 (　　)
   A. 选择1∶5000单位青霉素液冲洗
   B. 除了频繁滴眼液,还可全身应用抗生素
   C. 有假膜时,冲洗时不需要去除
   D. 单眼冲洗时,勿将冲洗液溅入健眼
5. 下列哪项眼病的发病机制是由迟发性变态反应引起的 (　　)
   A. 淋球菌性结膜炎
   B. 流行性角结膜炎
   C. 泡性角结膜炎
   D. 沙眼
6. 由于晶状体核下沉躲开了瞳孔,视力有所提高属于皮质性白内障哪一期的特点 (　　)
   A. 初发期　B. 膨胀期
   C. 成熟期　D. 过熟期
7. 以下哪项不是近视的特点 (　　)
   A. 远视力下降,近视力正常
   B. 前房较浅,瞳孔小
   C. 视疲劳明显
   D. 外隐斜或外斜视
8. 预防近视的健康教育不正确的是 (　　)
   A. 合理采用照明
   B. 注意读写用眼距离和时间
   C. 均衡营养膳食
   D. 及时配戴眼镜
9. 眼化学伤中碱烧伤可选择结膜下注射的是 (　　)
   A. 维生素C
   B. 5%磺胺嘧啶银
   C. 0.1%地塞米松
   D. 0.2%庆大霉素
10. 维持正常人体平衡的最重要的系统是 (　　)
    A. 前庭　B. 听觉
    C. 视觉　D. 本体感觉
11. 喉腔中富有黏液腺,可分泌黏液,润滑声带的部位是 (　　)
    A. 喉室　B. 声门
    C. 声门下区　D. 室带
12. 外耳道炎的护理措施不正确的是 (　　)
    A. 戒除不洁挖耳习惯
    B. 急性期与恢复期不可游泳
    C. 可用3%过氧化氢溶液清洗
    D. 原则上以全身使用抗生素为主
13. 急性化脓性中耳炎的临床表现错误的是 (　　)
    A. 感音性耳聋
    B. 传导性耳聋
    C. 鼓膜穿孔
    D. 耳痛,呈持续性跳痛

14. 慢性肥厚性鼻炎的临床表现不正确的是 ( )
A. 不发生耳鸣、耳塞感
B. 持续性鼻塞
C. 鼻涕黏稠
D. 嗅觉减退

15. 头痛在头颅深部及眼球后方,可放射至头顶或枕部,晨起轻,午后加重,应考虑急性化脓性鼻窦炎的名称是 ( )
A. 急性上颌窦炎 B. 急性筛窦炎
C. 急性额窦炎 D. 急性蝶窦炎

16. 慢性咽炎的临床表现是 ( )
A. 干咳 B. 咳痰
C. 发热 D. 全身症状明显

17. 鼻咽癌的临床特点不正确的是 ( )
A. 早期有易出血倾向
B. 早期即可向颈淋巴结转移
C. 发病与EB病毒感染有关
D. 多转移在颈淋巴结下群

18. 成人急性喉炎的主要症状为 ( )
A. 发热
B. 声音嘶哑
C. 咳嗽
D. 吸气性呼吸困难

19. 安静时无呼吸困难,活动或哭闹时出现轻度的呼吸困难、喉喘鸣和轻度四凹征。估计为几度的喉阻塞呼吸困难 ( )
A. 一度 B. 二度
C. 三度 D. 四度

20. 牙齿的主体为 ( )
A. 牙釉质 B. 牙本质
C. 牙骨质 D. 牙髓

21. 最小的涎腺是 ( )
A. 颌下腺 B. 腮腺
C. 舌下腺 D. 腭扁桃体

22. 龋的好发部位是 ( )
A. 邻面 B. 舌面
C. 颊面 D. 切缘

23. 引起牙齿松动的最常见疾病为 ( )
A. 牙周病
B. 龋齿
C. 牙髓病
D. 口腔颌面部感染

24. 智齿冠周炎护理特别注意 ( )
A. 盲袋冲洗、上药
B. 及早切开排脓,建立引流
C. 炎症控制后要拔除病灶牙
D. 严禁搔抓、挤压

25. 仅限于红唇部裂开的唇裂属于 ( )
A. 浅Ⅰ度唇裂 B. Ⅰ度唇裂
C. Ⅱ度唇裂 D. Ⅲ度唇裂

二、多选题(每小题2分,共25题)

1. 眼球壁中层包括 ( )
A. 角膜 B. 虹膜
C. 睫状体 D. 脉络膜

2. 巩膜的组织和生理特点有 ( )
A. 质脆
B. 乳白色
C. 巩膜各部位厚度不同
D. 青光眼性视乳头凹陷发生的部位在巩膜

3. 结膜充血的特点有 ( )
A. 充血部位越近穹隆处充血越明显
B. 推动球结膜血管可随之移动
C. 血管呈放射状
D. 无分泌物

4. 外睑腺炎切开引流时正确的处理为 ( )
A. 应在皮肤面切开
B. 应在结膜面切开
C. 切口与睑缘平行
D. 切口与睑缘垂直

5. 对结膜炎病人的健康教育正确的是 ( )
A. 不用手、袖口、不洁毛巾等擦眼睛
B. 急性传染性结膜炎病人不能去游泳池等公共场所
C. 患淋菌性尿道炎的病人应积极治疗,避免生殖器—手—眼接触

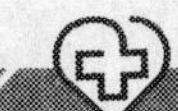

D. 新生儿用1%硝酸银滴眼液预防感染

6. 细菌性角膜炎的临床特点正确的是　(　　)

A. 发病急

B. 起病相对缓慢,病程较长

C. 多为角膜外伤或剔除角膜异物后感染

D. 常发生于植物性角膜外伤后

7. 皮质性白内障的临床表现正确的是　(　　)

A. 初发期一般无视力障碍

B. 膨胀期视力明显下降

C. 成熟期视力仅存光感

D. 过熟期视力有所提高

8. 急性闭角型青光眼术前可选用的药物有　(　　)

A. 阿托品　　B. 毛果芸香碱

C. 乙酰唑胺　　D. 甘露醇

9. 原发性开角型青光眼临床检查可出现　(　　)

A. 房角宽而开放

B. 房水流畅系数降低

C. 24h 眼压测定,最高最低差值大于8mmHg

D. 激发试验阳性

10. 眼化学伤的临床特点正确的是　(　　)

A. 酸性化学伤的预后比碱性化学伤的预后要严重

B. 碱性化学伤的损伤是进行性病变

C. 重度化学伤会引起角膜溃疡或穿孔

D. 重度化学损伤可有内眼及外眼并发症

11. 下列耳的生理功能正确的是　(　　)

A. 气导是声波传导的主要途径

B. 骨导对正常听觉不起重要作用

C. 前庭器官、本体感觉器、视器的协调一致来维持人体的平衡

D. 前庭系统在人体平衡的维持中最为重要

12. 下列哪些部位常为异物存留处　(　　)

A. 会厌谷　　B. 梨状窝

C. 咽隐窝　　D. 扁桃体隐窝

13. 慢性化脓性中耳炎的主要临床特征为　(　　)

A. 长期持续或间歇性耳流脓

B. 鼓膜穿孔

C. 听力下降

D. 耳痛

14. 耳源性并发症的概念正确的是　(　　)

A. 耳源性脑膜炎是化脓性中耳炎所引发的软脑膜、蛛网膜的急性化脓性炎症

B. 迷路炎是颅内最常见的并发症

C. 迷路炎系炎症侵及内耳所致

D. 耳源性脑脓肿是耳部感染侵入颅内引发的脑实质内局限性积脓

15. 梅尼埃病耳聋的特点是　(　　)

A. 为波动性感音神经性聋

B. 为波动性传音神经性聋

C. 眩晕发作时明显,间歇期可恢复

D. 多为单侧

16. 慢性单纯性鼻炎的临床表现正确的是　(　　)

A. 耳鸣,耳鼻塞感

B. 使用减充血剂,黏膜收缩明显

C. 头痛头晕

D. 黏稠性鼻涕

E. 间歇性鼻塞

17. 下列鼻出血失血量的判断正确的是　(　　)

A. 少量出血时可不出现任何症状

B. 失血量达500ml时,可出现口渴、头晕、乏力、面色苍白等症状

C. 失血量在500～1000ml时,可出现出汗、血压下降、脉速无力

D. 收缩压低于80mmHg(10.7kPa)提示血容量已损失约1/4

18. 下列对慢性咽炎症状的描述正确的是　(　　)

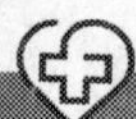

A. 咽部异物感
B. 咽部烧灼感
C. 咽部发痒、微痛
D. 咳脓痰

19. 阻塞性睡眠呼吸暂停综合征的临床特点包括 ( )
A. 打鼾 B. 呼吸暂停
C. 白天嗜睡 D. 肥胖

20. 急性会厌炎的临床特点正确的是 ( )
A. 是以会厌为主的声门上区的喉部急性炎症
B. 发病急,进展快
C. 可出现吞咽困难
D. 可出现吸气性呼吸困难

21. 牙周组织包括 ( )
A. 牙槽骨 B. 牙周膜
C. 牙龈 D. 牙髓

22. 急性牙髓炎的治疗护理措施包括 ( )
A. 开髓减压 B. 药物止痛
C. 保存牙髓 D. 干髓术治疗

23. 保存牙髓治疗的护理正确的是 ( )
A. 去除龋坏组织,用生理盐水冲洗髓腔
B. 揭开髓室顶,切除冠髓
C. 暂封1~2周
D. 窝洞不可以永久性充填

24. 复发性口疮的临床表现有 ( )
A. 病人多为青壮年
B. 多为6岁以下儿童
C. 口腔黏膜出现多数针尖大小透明水疱
D. 起病初始口腔黏膜有充血、水肿、烧灼样疼痛

25. 颌面部蜂窝织炎的特点有 ( )
A. 咀嚼肌受累,张口受限
B. 局部表现红、肿、热、痛
C. 可以出现扪及波动感或凹陷性水肿压痛点
D. 穿刺抽脓检查,化脓性感染脓液稀薄、污黑、有恶臭

第1套试题参考答案

一、单选题

1. A 2. D 3. A 4. C 5. C 6. D 7. B
8. D 9. A 10. A 11. A 12. D 13. A
14. A 15. D 16. A 17. D 18. B 19. A
20. B 21. C 22. A 23. A 24. A 25. B

二、多选题

1. BCD 2. BCD 3. AB 4. AC 5. ABCD
6. AC 7. ABCD 8. BCD 9. ABCD
10. BCD 11. ABCD 12. AB 13. ABC
14. ACD 15. ACD 16. BCDE 17. ABCD
18. ABC 19. ABCD 20. ABCD 21. ABC
22. ABCD 23. ABC 24. AD 25. ABC

第2套试题

一、单选题(每小题2分,共25题)

1. 产生房水的部位是 ( )
A. 睫状体 B. 虹膜
C. 脉络膜 D. 角膜

2. 上斜肌受哪对脑神经支配 ( )
A. 视神经 B. 动眼神经
C. 滑车神经 D. 三叉神经

3. 慢性泪囊炎的主要症状为 ( )
A. 红、肿、热、痛等急性炎症表现
B. 畏光
C. 泪溢
D. 视力障碍

4. 红眼病主要的传播途径是 ( )
A. 接触传播
B. 空气传播
C. 母婴垂直传播
D. 血液传播

5. 泡性角膜炎可以选择的滴眼液为 ( )
A. 0.1%地塞米松 B. 0.1%利福平
C. 0.2%庆大霉素 D. 环胞苷

6. 下列哪项不属于碳酸酐酶抑制剂的副作用 ( )

A. 高钾血症 B. 指、趾麻木
C. 尿路结石 D. 食欲缺乏、恶心

7. 高度近视值是 ( )
A. <3D B. >3D
C. <6D D. >6D

8. 以下治疗弱视的概念错误的是 ( )
A. 10岁以下是治疗先天性弱视的最佳年龄
B. 6岁以下是治疗先天性弱视的最佳年龄
C. 15岁以上难以治愈
D. 年龄越小治愈率越高

9. 内耳的外侧壁即为鼓室的 ( )
A. 内壁 B. 外壁
C. 前壁 D. 后壁

10. 下列哪对鼻窦患病时可引起眶内感染及球后视神经炎 ( )
A. 上颌窦 B. 筛窦
C. 额窦 D. 蝶窦

11. 可以调节声带紧张度的喉神经是 ( )
A. 喉上神经内支
B. 喉上神经外支
C. 左侧喉返神经
D. 右侧喉返神经

12. 鼓膜外伤的处理措施不正确的是 ( )
A. 三周内不可擤鼻
B. 外耳道用75%乙醇棉球拭净
C. 外耳道滴抗生素药水
D. 外耳道用干棉球填塞

13. 以下哪类药物在疑有耳源性并发症时可以选用 ( )
A. 抗生素 B. 镇静剂
C. 镇痛剂 D. 阿托品类

14. 变应性鼻炎的临床表现不正确的是 ( )
A. 阵发性喷嚏
B. 鼻塞鼻痒
C. 嗅觉减退
D. 大量黏脓性鼻涕

15. 扁桃体切除术后护理不正确的是 ( )
A. 全麻者取右侧俯卧位，头部稍低
B. 术后颈部用冰袋冷敷
C. 嘱口内分泌物咽下
D. 术后4h如无流血，即可进流质饮食

16. 急性咽后壁脓肿的护理措施不正确的是 ( )
A. 患儿取仰卧头侧位，保持安静
B. 密切观察患儿呼吸情况，必要时给予吸氧
C. 协助医生做好脓肿切开引流术和扩张引流术
D. 一旦脓肿破裂而误吸应将病人取半卧位

17. 阻塞性睡眠呼吸暂停综合征早期憋气常发生于 ( )
A. 仰卧位 B. 左侧卧位
C. 右侧卧位 D. 半坐卧位

18. 全喉切除术后床头需抬高 ( )
A. 20°~30° B. 30°~45°
C. 40°~55° D. 50°~70°

19. 声门癌的早期主要症状为 ( )
A. 喉痛 B. 吞咽困难
C. 喉阻塞 D. 声音嘶哑
E. 咳嗽和咯血

20. 中龋是指龋损已达哪一层 ( )
A. 牙釉质 B. 牙骨质
C. 牙本质浅层 D. 牙本质深层

21. 一位病人用力张口，上、下切牙的切缘间距不足1cm，则属于下列哪种张口异常 ( )
A. 张口过度
B. 轻度张口受限
C. 中度张口受限
D. 重度张口受限

22. 急性根尖周炎的临床表现特点不正确的是 ( )

A. 炎症初期咀嚼时疼痛，病人不能明确指出患牙
B. 炎症初期，患牙有浮动感
C. 化脓时有跳痛
D. 脓肿达到骨膜及黏膜下时可触及波动感

23. 一青年，自然发生口腔炎，病程 7～10 天，反复发作，这是下列何种疾病的特点 ( )
A. 复发性口疮
B. 疱疹性口炎
C. 鹅口疮
D. 口腔黏膜白斑

24. 颜面出血可以压迫哪个动脉 ( )
A. 颞前浅动脉
B. 下颌角切迹处的颌外动脉
C. 面动脉
D. 上颌动脉

25. 唇裂患儿术后饮食护理正确的是 ( )
A. 清醒后即可用滴管喂糖水，后喂牛奶
B. 清醒后 4h 可用汤匙喂糖水，后喂牛奶
C. 清醒后 4h，如无呕吐，可用奶瓶喂奶
D. 术后 5 天方可吮吸母乳或奶瓶

二、多选题（每小题 2 分，共 25 题）

1. 睫状肌的生理作用是 ( )
A. 由交感神经支配
B. 由动眼神经的副交感纤维和三叉神经支配
C. 睫状肌收缩时，晶状体变厚
D. 睫状肌收缩时，晶状体变薄

2. 视锥细胞的功能有 ( )
A. 明视觉　B. 色觉
C. 无色视觉　D. 暗视觉

3. 球后注射时的注意事项有 ( )
A. 注射时嘱病人转动眼球
B. 注射前询问有无药物过敏史
C. 进针时，注射器的针头斜面朝向巩膜，刺入方向平行于角膜缘
D. 多次注射者应更换部位

4. 新生儿淋菌性结膜炎的临床表现正确的是 ( )
A. 眼睑高度红肿、发热
B. 结膜显著充血、水肿
C. 脓漏眼
D. 球结膜水肿可有炎性假膜形成

5. 重症沙眼可引起的并发症包括 ( )
A. 倒睫　B. 睑球粘连
C. 慢性泪囊炎　D. 睑外翻

6. 真菌性角膜炎的临床特点正确的是 ( )
A. 致盲率低
B. 多发生于温热潮湿气候环境
C. 常发生于植物性角膜外伤后
D. 疼痛、畏光、流泪等自觉症状较重

7. 急性闭角型青光眼频繁滴入毛果芸香碱时，可能会出现 ( )
A. 眩晕
B. 流泪、多汗
C. 口唇麻木
D. 脉搏缓慢

8. 急性闭角型青光眼术后护理措施正确的有 ( )
A. 术后 24h 绝对卧床休息
B. 滤过手术后，为促进房水排泄，应坚持按摩眼球 1 个月
C. 术后避免增加眼压升高的因素
D. 术后每日换药，密切观察

9. 葡萄膜炎正确的局部护理措施是 ( )
A. 局部应用缩瞳剂
B. 局部应用散瞳剂
C. 应用糖皮质激素类滴眼液
D. 应用糖皮质激素进行球后注射

10. 鼓室的解剖位置正确的是 ( )
A. 内壁为前庭和蜗管
B. 外壁主要为鼓膜
C. 前壁下部有咽鼓管的鼓室口
D. 后壁上部有鼓窦入口

11. 开口位置不在蝶筛隐窝的鼻窦有 ( )

A. 额窦
B. 上颌窦
C. 后组筛窦
D. 蝶窦

12. 急性鼓膜损伤正确的护理措施为 ( )

A. 不宜外耳道滴药
B. 不可进水
C. 遵医嘱应用抗生素
D. 外耳道滴抗生素

13. 一旦确诊应及早手术治疗的化脓性中耳炎为 ( )

A. 慢性化脓性中耳炎骨疡型
B. 慢性化脓性中耳炎胆脂瘤型
C. 慢性化脓性中耳炎单纯型
D. 急性化脓性中耳炎

14. 耳源性并发症的护理措施正确的是 ( )

A. 适当控制输液量,维持轻微失水状态
B. 保持大便通畅
C. 颅内并发症病人,需要绝对卧床休息
D. 已有耳源性并发症者,忌用镇静镇痛剂

15. 梅尼埃病可有的体征为 ( )

A. 鼓膜正常、耳咽管通畅
B. 前庭功能检查可见发作期强弱不等的水平性或旋转性自发性眼震
C. 闭目直立试验多向患侧倾倒
D. 听力检查可有感音神经性聋

16. 慢性单纯性鼻炎的症状正确的有 ( )

A. 持续性鼻塞
B. 黏液性鼻涕
C. 嗅觉减退不明显
D. 没有耳鸣、耳闭塞感

17. 急性化脓性鼻窦炎的临床特点正确的是 ( )

A. 以上颌窦发病率最高
B. 急性鼻窦炎最常见的症状是头痛或局部疼痛
C. 局部症状以鼻塞、多脓涕和头痛为主
D. 局部症状以鼻塞、嗅觉减退为主

18. 慢性咽炎的治疗护理措施正确的是 ( )

A. 清除病灶
B. 戒除烟酒
C. 避免辛辣食物
D. 预防复发

19. 鼻咽癌放疗的护理措施正确的有 ( )

A. 放射疗法是鼻咽癌最主要的治疗方法
B. 放疗后鼻腔有痂皮者可行鼻腔冲洗
C. 放疗后鼓室内有积液可行鼓膜穿刺抽出积液
D. 放疗病人应给予易消化的半流质饮食

20. 喉阻塞的临床表现正确的有 ( )

A. 吸气性呼吸困难是喉阻塞的主要特征
B. 呼气性喉喘鸣
C. 吸气时四凹征
D. 缺氧症状

21. 龋齿的发病特点正确的是 ( )

A. 口腔中常见的致龋齿菌有乳酸杆菌等
B. 牙体组织有缺损
C. 发生与发展是一个慢性过程
D. 宿主因素主要包括牙齿和唾液

22. 急性牙髓炎的疼痛特点为 ( )

A. 阵发性
B. 自发性
C. 夜间痛
D. 冷热刺激可引起疼痛
E. 疼痛不能自行定位

23. 牙龈炎的临床表现正确的有 ( )

A. 牙龈呈暗红色
B. 牙龈出血
C. 真性牙周袋形成
D. 牙齿松动

24. 疱疹性口腔炎的病因包括 (　　)
   A. 由Ⅰ型单纯疱疹病毒感染，潜伏于正常人体细胞内
   B. 由Ⅱ型单纯疱疹病毒感染，潜伏于正常人体细胞内
   C. 抵抗力低下时病毒可活跃繁殖，导致疱疹复发
   D. 局部因素刺激病毒可活跃繁殖，导致疱疹复发
25. 常用的口腔局部涂、喷药液正确的是 (　　)
   A. 复方碘液涂于牙周袋内
   B. 10% 硝酸银涂于初起的溃疡面上
   C. 维 A 酸鱼肝油糊涂黏膜白斑
   D. 5% 氟尿嘧啶霜剂涂黏膜白斑

第2套试题参考答案

一、单选题

1. A　2. C　3. C　4. A　5. A　6. A　7. D
8. A　9. A　10. B　11. B　12. C　13. A
14. D　15. C　16. D　17. A　18. B　19. D
20. C　21. D　22. A　23. A　24. B　25. B

二、多选题

1. BC　2. AB　3. BCD　4. ABCD　5. ABC
6. BC　7. AB　8. ABCD　9. BCD　10. BCD
11. ABC　12. ABC　13. AB　14. ABCD
15. ABCD　16. BCD　17. ABC　18. ABCD
19. ABCD　20. ACD　21. ACD　22. ABCDE
23. AB　24. ACD　25. ABCD

第3套试题

一、单选题(每小题2分，共25题)

1. 视神经损害可造成 (　　)
   A. 双侧颞侧视野缺损
   B. 双眼同象限盲
   C. 双侧鼻侧视野缺损
   D. 单眼失明
2. 结膜下注射时注意事项正确的是 (　　)
   A. 在眶下缘中外1/3交界处进针
   B. 注射时嘱病人转动眼球
   C. 刺激性强的药物宜深注射
   D. 多次注射者宜更换位置
3. 睑腺炎处理方法不正确的是 (　　)
   A. 热敷
   B. 应用抗生素控制感染
   C. 当脓肿形成后应切开排脓
   D. 外睑腺炎脓肿形成后应在结膜面垂直切开
4. 真菌性角膜炎病因与发病机制不包括 (　　)
   A. 植物引起外伤
   B. 全身应用抗生素
   C. 局部应用糖皮质激素
   D. 局部应用广谱抗生素
5. 正常双眼眼压差小于 (　　)
   A. 2mmHg　B. 3mmHg
   C. 5mmHg　D. 10mmHg
6. 视网膜动脉阻塞的急救措施不正确的是 (　　)
   A. 吸入95% 氧气与5% 二氧化碳混合气体10min，每小时吸入一次
   B. 吸入纯氧20min后，给予持续低流量吸氧10min，每小时吸入一次
   C. 硝酸甘油舌下含服
   D. 球后注射妥拉唑啉或罂粟碱
7. 近视可以选择哪种镜片矫正 (　　)
   A. 凸透镜　B. 凸面镜
   C. 凹透镜　D. 凹面镜
   E. 圆柱镜片
8. 交感性眼炎多发生的时间为 (　　)
   A. 伤后1周内
   B. 伤后2周至2个月内
   C. 伤后半年内
   D. 伤后1年内
9. 关于咽鼓管的叙述不正确的是 (　　)
   A. 咽口周围有散在的淋巴组织
   B. 在静息时是开放的
   C. 婴幼儿咽部感染易经咽鼓管侵入鼓室引起中耳炎

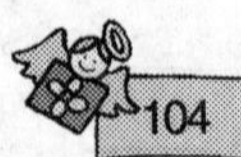

D. 可以调节中耳与外界大气压的平衡

10. 鼻窦炎出现眼疼、眼球运动受限、视力下降，提示可能合并有（　）
A. 眶内感染
B. 颅内感染
C. 扁桃体炎
D. 中耳炎

11. 食管最狭窄的部位为（　）
A. 食管入口
B. 主动脉弓横过食管左侧壁处
C. 左主支气管横过食管前壁处
D. 食管通过膈肌处

12. 分泌性中耳炎的治疗原则正确的是（　）
A. 局部消炎、止痒为主
B. 保持外耳道清洁干净
C. 保持咽鼓管通畅，结合病因治疗
D. 全身应用足量的广谱抗生素

13. 梅尼埃病眩晕的特点不包括（　）
A. 眩晕，多呈持续性
B. 眩晕，多呈阵发性
C. 感觉自身及物体沿某一平面旋转
D. 自主神经症状

14. 急性筛窦炎头痛的特点为（　）
A. 上颌及前额疼痛，可伴有上磨牙痛
B. 疼痛局限于内眦或鼻根前，可放射至头顶部
C. 前额部剧痛，具有明显的周期痛
D. 眼球深部钝痛

15. 扁桃体切除术后，伤口白膜形成与脱落的时间不正确的是（　）
A. 术后 5 天白膜逐渐脱落
B. 术后 6h 即有白膜形成
C. 24h 白膜可以完全覆盖扁桃体窝
D. 术后 10 天内白膜可逐渐脱落

16. 急性咽后脓肿的临床特点不正确的是（　）
A. 常见于 3 岁以下婴幼儿
B. 致病菌以链球菌和葡萄球菌最常见
C. 脓肿增大压迫喉，可出现呼气性呼吸困难
D. 可出现讲话含糊不清

17. 阻塞性睡眠呼吸暂停综合征是指在 7h 睡眠中，呼吸中断次数大于（　）
A. 10 次　B. 15 次
C. 20 次　D. 30 次

18. 喉癌放疗时采取的护理措施不正确的是（　）
A. 呼吸困难时可进行放疗
B. 已行气管切开后，放疗后再拔气管套管
C. 气管切开后的病人放疗前需更换金属套管
D. 有呼吸困难者应先进行气管切开，再进行放疗

19. 颌下腺开口于哪个部位（　）
A. 与上颌第二磨牙相对的颊黏膜上的突起肉阜
B. 与上颌第三磨牙相对的颊黏膜上的突起肉阜
C. 与下颌第三磨牙相对的颊黏膜上的突起肉阜
D. 舌系带两侧的舌下肉阜

20. 人体中最硬的组织为（　）
A. 牙釉质　B. 牙本质
C. 牙骨质　D. 牙髓

21. 引起龋齿的主要因素为（　）
A. 细菌　B. 食物
C. 宿主　D. 时间

22. 急性根尖周炎处理不正确的是（　）
A. 原则是先缓解疼痛，然后进行根管治疗或牙髓塑化治疗
B. 首要措施是开髓减压
C. 有黏膜下脓肿时，切口位置应在脓肿下级，切口方向与血管神经垂直
D. 深部脓肿术后放置橡皮引流条，定期换药

23. 由白色念珠菌在口腔内大量繁殖而致病

的疾病为（　　）
A. 复发性口疮
B. 疱疹性口炎
C. 鹅口疮
D. 口腔黏膜白斑

24. 口腔颌面部损伤的特点不正确的是（　　）
A. 多并发颅脑损伤
B. 易发生窒息
C. 不易发生感染
D. 易致功能障碍和颜面部畸形

25. 腭裂全麻清醒后采取的卧位应该是（　　）
A. 平卧位　B. 头高位
C. 侧卧位　D. 头低足高位

二、多选题(每小题2分,共25题)

1. 晶状体的解剖与生理特点正确的是（　　）
A. 是一圆形双凸面的弹性透明体
B. 无血管
C. 营养依靠房水
D. 参与眼的调节

2. 主要使眼球起旋转作用的眼外肌有（　　）
A. 外直肌　B. 内直肌
C. 上斜肌　D. 下斜肌

3. 泪囊炎的临床特点正确的是（　　）
A. 以急性泪囊炎较常见
B. 慢性泪囊炎多发于中老年女性
C. 常见致病菌为沙眼衣原体
D. 主要症状为泪溢

4. 细菌性角膜炎用药护理正确的是（　　）
A. 急性期给予高浓度的抗生素滴眼液频繁滴眼
B. 若选用多种滴眼药,每种滴眼时间至少间隔5min
C. 滴药后需指压泪囊区3~5min
D. 深层角膜炎可用1%阿托品散瞳

5. 单纯疱疹病毒性角膜炎选用眼药水正确的是（　　）
A. 碘苷
B. 阿昔洛韦
C. 环胞苷
D. 0.1%利福平

6. 老年性白内障视力改变特点为（　　）
A. 渐进性减退
B. 无痛性减退
C. 眼前出现固定不动的黑点
D. 最后仅存光感

7. 急性闭角型青光眼病人如何避免眼压增高（　　）
A. 戒烟酒、不喝浓茶咖啡
B. 衣领、腰带不宜过紧
C. 避免用力大便、咳嗽、打喷嚏
D. 避免长时间弯腰、低头等动作

8. 开角型青光眼的三大指标是（　　）
A. 眼压升高
B. 视野缺损
C. 色觉异常
D. 视乳头杯/盘比大于0.6

9. 散光的临床症状表现为（　　）
A. 看近物不清楚而看远物清楚
B. 看远物及近物均不清楚
C. 视疲劳
D. 眯眼

10. 下列属于前庭神经的末梢感受器的是（　　）
A. 椭圆囊
B. 球囊
C. 膜半规管
D. 膜蜗管

11. 上颌窦感染发病率最高的原因有（　　）
A. 在诸窦开口中所居位置最低
B. 开口小而窦腔最大
C. 开口高而窦腔低
D. 引流条件差

12. 上颌窦穿刺冲洗法的注意事项正确的为（　　）
A. 病人仰卧位
B. 急性炎症期不易穿刺
C. 穿刺部位距离下鼻甲前端 1 ~ 1.5cm 下鼻甲附着处
D. 穿刺部位距离中鼻甲前端 1 ~ 1.5cm 中鼻甲附着处

13. 胆脂瘤型慢性化脓性中耳炎的临床表现为（　　）
A. 持续性耳流脓,恶臭味
B. 持续性耳流脓,无臭味
C. 鼓膜松弛部或边缘性穿孔
D. X 线检查可见明显骨质破坏征

14. 下列属于感音神经性聋的是（　　）
A. 外耳道耵聍栓塞所致耳聋
B. 鼓膜穿孔所致耳聋
C. 药物中毒性聋
D. 老年性聋

15. 梅尼埃病治疗措施正确的是（　　）
A. 静卧休息
B. 低盐饮食
C. 适当给予脱水剂
D. 适当给予镇静剂及血管扩张剂

16. 过敏性鼻炎鼻镜检查发现正确的是（　　）
A. 发作时鼻黏膜水肿
B. 鼻腔内有大量清水样分泌物
C. 鼻腔内有大量黏脓性分泌物
D. 反复发作者鼻甲黏膜增生肥厚

17. 急性扁桃体炎正确的治疗护理措施有（　　）
A. 多饮水,通大便
B. 首选青霉素治疗
C. 选用复方硼砂溶液漱口
D. 反复发作者急性期即行手术

18. 急性咽后脓肿的临床表现正确的是（　　）
A. 有"空、空"样咳嗽
B. 讲话含糊不清,似口中有异物
C. 颈部僵直,头偏向患侧
D. 哭声似鸭鸣
E. 脓肿增大,可出现吸气性呼吸困难

19. 喉癌的临床表现正确的是（　　）
A. 声音嘶哑是声门型喉癌的早期主要症状
B. 声音嘶哑常为声门上型癌的晚期症状
C. 咳嗽和咯血常为各类型喉癌的晚期症状
D. 呼气性呼吸困难

20. 下列张口异常的判断正确的是（　　）
A. 上下切牙的切缘间距 2 ~ 3cm 为轻度张口受限
B. 上下切牙的切缘间距 1 ~ 2cm 为中度张口受限
C. 上下切牙的切缘间距 1 ~ 2cm 为重度张口受限
D. 上下切牙的切缘间距不足 1cm 为重度张口受限

21. 正确的刷牙方法为（　　）
A. 采用拉锯式的横刷法刷牙
B. 上牙从上往下刷
C. 下牙从下往上刷
D. 每次刷牙时间以 3min 为宜
E. 牙刷要经常更换

22. 急性根尖周炎疼痛特点为（　　）
A. 疼痛不能自行定位
B. 咀嚼时疼痛明显加重
C. 患牙疼痛剧烈
D. 化脓时有跳痛

23. 牙周炎的临床表现正确的有（　　）
A. 牙龈红肿出血
B. 牙周袋形成
C. 牙齿松动
D. 牙颈暴露

24. 鹅口疮的临床表现有（　　）
A. 多发生于婴幼儿

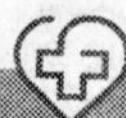

B. 口腔黏膜有水疱溃疡

C. 口腔黏膜有微突的乳白色小点，形成斑片状凝乳

D. 口腔黏膜呈圆形或椭圆形溃疡，有假膜

25. 口腔颌面部损伤窒息正确的护理措施为（　　）

A. 立即给氧

B. 解除梗阻

C. 放入通气管

D. 改变病人体位，神志清楚时，使其面部向下；神志不清楚时，可以采取仰卧位，头偏向健侧

第3套试题参考答案

一、单选题

1. D　2. D　3. D　4. B　5. C　6. B　7. C　8. B　9. B　10. A　11. A　12. C　13. A　14. B　15. A　16. C　17. D　18. A　19. D　20. A　21. A　22. C　23. C　24. C　25. B

二、多选题

1. ABCD　2. CD　3. BD　4. ABCD　5. ABC　6. ABCD　7. ABCD　8. ABD　9. BCD　10. ABC　11. ABCD　12. BC　13. ACD　14. CD　15. ABCD　16. ABD　17. ABC　18. BCDE　19. ABC　20. ABD　21. BCDE　22. BCD　23. ABCD　24. AC　25. BCD

参考文献

李翠兰.2002.口腔临床护理操作技术.北京:军事医学科学出版社

潘纯娟.1999.最新护理技术.北京:科学技术文献出版社

秦力君.2001.专科护理技术操作培训教材.北京:解放军出版社

吴素虹.2007.临床眼科护理学.北京:人民卫生出版社

杨晓霞,赵光红.2006.临床管道护理学.北京:人民卫生出版社

张尤禄.2001.五官科护理学.北京:人民卫生出版社

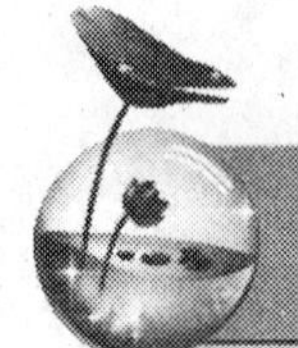

唐中华诗歌欣赏

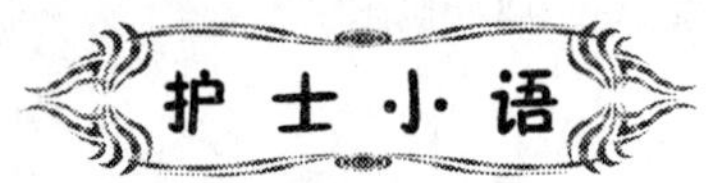

护士小语

她的语言似水一样的柔
她的声音如丝绸一般的轻
她用无悔的青春换回生命的华光
她用无言的心板刻下真实的自我

护士之言

病人对我说
你是我的天
能撑起我生命的蓝天

医生对我说
你是我的地
能给我坚实的一角

而我说
你们是我的天与地
更是我生命之中的诠释

输液之歌

轻轻的你把车子推来
口罩下呼出幽兰
黑亮的眸子里透出温柔
灵慧的秀手银针轻点

孩子说
扎针的阿姨我不怕
老人说
扎针犹如蚊叮

病人说
输液让我和护士结下友谊
患者说
输液是我与天使的交流

银珠般的药液流入血管
痛意从病人的脸上消失
新的生命再年度升起
笑意留在康复者的脸颊

默默的你把车子推走
空中弥散着兰气的余香
回眸一笑
留下永久的记忆

护士诗人

带着梦想
穿上一袭白衣
鸽子从心中放飞
生涯从零点开始

理想从现实走来
死亡与生命咫尺
奉献青春的一生
追随护理的大旗

谁说护士不是诗人
心路从我们笔下流淌
谁说护理没有诗意
生命从我们手中托起

我们是放歌者
放歌平凡伟大的护士
我们是吟唱者
吟唱艰辛峻伟的护理

我们是白色的诗人
我们是天使的夜莺
我们是时代的歌喉
我们是护士诗人

见习护士

穿上不大合体的护士服
扶正歪歪的燕帽
稚嫩的大眼睛里闪着一个问号
握紧的手心已经潮湿

走进病房的那刻
是银色的生涯留下的第一个足迹
美丽的护士长
带你认识这个陌生的环境

你紧紧盯着她的唇
望着她的脸
强记每一个护理的术语
阅读每一个前辈的经历

护士站、治疗室
换药室、抢救间
转得你眼花缭乱
熟悉病房是第一个要点

看见比你大不了几岁的小护士
可不要小视
她的现在
就是你的未来

迷茫的一天
在一分一秒中消逝
崭新的一天
又在召唤着你

实习护士

告别校园的歌声
合上基护的扉页
收拾起行囊去实习
自由的心灵在跳跃

妈妈的嘱咐
寄托了家人的期望
老师的叮咛
凝聚了全部的心声

向往已久的大医院
是那么的宏伟高大
小试牛刀的想法
是那么的鼓动心魄

一周的岗前培训
犹如战前的演练
十五项技术的考核
像一道靓丽的景色

进入病房的日子来临了
惴惴不安的心跳得像小兔子
大家手挽着手
勇气的风帆顿然升腾

循着生命的轨迹
踏下第一个脚印
勇敢地走下去
走向职业的第一个早晨

护　士

护士
是平凡的
她是地平线上的一个点

护士
是渺小的
她是寒风中吹散的一粒沙

护士
是鹅黄的
她是点燃生命的一根灯芯草

护士
是淡紫的
她是白云下的一簇勿忘我

护士
是伟大的
这是一个伟人的最高评价

护 士 长

洁白的燕帽
镶嵌着一道蓝杠
远看像湖水中的蓝
近看却是一份庄严的蓝

护士长
是护士的头雁
是主任的助手
是病人的希望

科室的每一次辉煌
都浸透了她的汗水
病房的每一个角落
都留下了她的指纹

病人的每一个表情
她都能准确地破译
护士的每一次化蝶
她都耗尽了心血

病房像一个大家庭
有你、有我、有她
有病人、有医生、有护士
护士长就是这个大家庭的女主人

她有幽兰的淡定
她有百合的纯香
她有雏菊的清丽
她是千千万万个护士的榜样

总护士长

中年的你
是那样的干练
燕帽上的两道湖蓝
平添了一分职业的俊俏

花样的护士
尊敬地向你问好
年轻的医师
会心地向你微笑

病人为你的关怀流下热泪
卫生员帮你捂热冰冷的手
护士们聆听你的谆谆教诲
护士长向你探讨工作的技巧

这一切是对你的崇敬和爱戴
也是对护理事业的不息求索
这是一生的积淀
也是时间的硕果

额头的皱纹是付出的岁月
鬓角的白发是辛勤的见证
期望的是播下一粒金种
收获万顷的香稻

为了护理
为了理想
为了事业
把护理的大旗紧紧握牢